小林弘幸

人生を決めるのは脳が1割、腸が9割！

「むくみ腸」を治せば仕事も恋愛もうまく行く

講談社＋α新書

はじめに――手足より先に腸がむくむのが人間

この本では、人体の中心は腸で、脳はそれを補っている存在に過ぎないということを解き明かし、女性を中心に悩んでいる人が多い「むくみ」について、これまでなかった視点から新しい提案をしたいと思っています。

それは、簡単にいえば、「むくみの源は腸にある」という事実に気づくこと――手足や顔がむくんでしまう前に、まず腸がむくんでしまうのです。

私はそうした腸のむくみを、シンプルに「むくみ腸」と呼んでいます。実はこの「むくみ腸」を改善していくことが、男女問わず、元気に快適に生きる一番のカギといえるのです。

しかし、腸がむくむなんて本当なのか？　そう思う人がいるかもしれません。

もちろん、本当です。腸はお腹のなかにありますから、なかなか見ることができませんが、手術などで開腹すればわかります。一目瞭然《いちもくりょうぜん》、実際にむくんでいるのです。

ただ、ほとんどの人が自覚していない。それどころか、見えないのをいいことに放置しているため、それが体の様々な症状になって現れるのです。

具体的なことはこの本のなかで述べていきますが、体のだるさ、気力の低下、感情的なイライラや不安――これらはすべて「むくみ腸」が原因です。そう、腸のむくみを放置すると、いつの間にか、人生そのものがむくんでしまうのです。

いい換えれば、日常で生じるストレスを真っ先に感じ、「つらい」「苦しい」「不快だ」と訴えているのが、あなたの腸です。

ストレスに対する体の反応として腸がむくんでしまうわけですが、脳はこうした「お腹の声」にまったく鈍感です。意外に思うかもしれませんが、脳は巷《ちまた》で思われているような性能のいいコンピューターなどでは決してありません。

脳が誤作動ばかり繰り返しているから、腸のむくみが放置されてしまう。体からのメッセージを察知できず、むくみがどんどん進んでいき、人生が悪いほうへ悪いほうへと流れてしまうのです。そろそろ、そんな負の連鎖《れんさ》から脱け出したいと思いませんか？

この本のタイトルを、『人生を決めるのは脳が1割、腸が9割！』としたのは、ほとんどの人が腸の偉大な働きをないがしろにし、体の声に耳を傾けず、頭のなかで作り出した理屈にばかり従って生きているからです。

なにしろ、**生物の進化をさかのぼっていくと、脳よりも前にまず腸が生まれていることが**

わかります。当然のように生命活動の母体は腸にあり、脳もまた腸に支えられて初めて活動できるというのが事実なのです。

こうした事実を知ることなく、これまでの常識や固定観念に縛られて生きていたら、体に宿っている自然のリズムが失われ、心地よさや楽しさを感じとる力がどんどん低下していくでしょう。

「昔はあんなに元気だったのに、いまなぜやる気が湧いてこないのか？」
「ここ一番で踏ん張れないのは、年齢のせいだろうか？」
「気がついたら体重が増え、見た目もずいぶん老《ふ》けてしまった」
「いつも不愉快なことばかりで、人生が面白くない」

生きていくなかで、こんなネガティブな思いを抱えてしまっている人は、「ああ、自分はむくんじゃっているんだな」と思うようにしてください。

それは能力の問題ではありません。努力が足りないからでもありません。あなたがただ、むくんでしまっただけなのです。むくみを取れば輝きは必ず取り戻せます。自分はもうダメなんだと諦《あきら》めてしまうことはありません。

年齢も性別も関係なく、元気な人はいつまで経っても元気です。気持ちも明るく、若々しさが感じられるでしょう。でもそれは、ただ、むくんでいないから。そうした人が魅力的なのは、人生のむくみをコントロールする術《すべ》を知っているからなのです。

生き方のむくみの根底には、腸のむくみがひそんでいます。腸のむくみを取れば、脳のむくみも取れます。ふくらはぎはもちろん、すべてのむくみが取れていきます。

「むくみ腸」を改善していくには、食事の摂り方、体の動かし方、心のあり方など、押さえておきたいいくつかの改善ポイントがあります。このポイントを一つひとつ攻略していけば、あなたの人生はきっと輝きはじめるでしょう。

小林弘幸《こばやしひろゆき》

人生を決めるのは脳が１割、腸が９割！◉目次

第三章 むくみが増える食事と増えない食事

第四章 むくみ知らずに生きる運動術

第七章　むくみ知らずの生き方

第一章　ストレスが作る「人生のむくみ」

❖むくみの正体とは何か

「朝起きると顔がむくんでいる」

「夕方になると脚がむくんでブーツが履《は》けなくなってしまう」

こうした悩みを抱えている人は多いでしょう。特に女性にとっては、むくみは大きな悩みのタネといっていいかもしれません。

冒頭で述べたように、男性であろうが女性であろうが、生活リズムが乱れれば誰もがむくみます。ここが、この本でまずお伝えしたい大事なポイントです。

体がむくむのは、体に余分な水分が溜まってしまうからです。

この水分は、もともと血液に含まれていた成分で、血管を飛び出して細胞と細胞の間をただよいながら、細胞に栄養や酸素を運んだり、老廃物を排出させたりしています。そう、体の代謝をスムーズにする、とても大事な働きをしているのです。

本来ならば「なくてはならないもの」……でも、不摂生《ふせっせい》が続くと血流が滞《とどこお》って、細胞と細胞の間にどんどん水が溜まり、むくんでいきます。

つまり、むくみの根本原因は血流の停滞にあります。すると細胞の活動が鈍ってしまうため、体がだるく、重たくなってしまうのです。

脚のむくみを訴える女性が多いのも、この血流の停滞が原因。女性は脚の筋力が男性に比べて弱いため、血液を心臓にうまく送り返せず、ふくらはぎのあたりに血液が溜まってしまいやすい。もともと筋力の弱い女性が、朝から晩までデスクワークをしていたら、脚がむくんでパンパンになってしまうのは当然でしょう。

また、女性のむくみに関しては、ホルモンバランスも大いに関係しています。女性は生理になると女性ホルモンの分泌《ぶんぴつ》が減って、基礎体温が低下するため、全身の血流が悪くなって、むくみが起きやすくなるのです。

生理が終わったあとも、体が妊娠に備えて栄養や水分を溜め込み、むくみやすくなりますから、女性にとってむくみは宿命のようなものです。

生活リズムが少しアンバランスになっただけですぐに症状が現れるため、「男性がうらやましい！」と感じている人がいるかもしれませんが、気づいてほしいことは、むくみの原因はあくまでも血流の停滞にある、ということです。

女性の場合、それが体の症状として現れるためつらい思いをしているわけですが、不規則な生活をすれば男性でも血流の停滞は起こります。実はあまり自覚していないだけで、男性でも、むくみに悩まされている人は多いのです。

男性の場合、自分の体の不調を「むくみ＝血流の停滞」とつなげて考えられないため、調子がかなり悪くなるまで放置してしまいます。いつも顔色が悪く、精彩を欠いている人は、体がむくんでしまっていることに、まず気づくべきでしょう。

一方の女性は、顔や手足がむくむたびにイライラすると思いますが、つらさが自覚できているぶん、すぐに対処できるという利点もあります。この本で詳しくお伝えしていきますが、ポイントさえつかめば、むくみ取りはさして難しくないからです。

いずれにせよ、むくみを自覚し、解消していくことが、血流をスムーズにし、元気に心地よく生きていく最大の秘訣《ひけつ》にほかなりません。

そこに男も女も関係ナシ。むくみとはどんなものか、その正体がつかめれば、日々の体調を上手にコントロールしていけるでしょう。

❖ふくらはぎマッサージは有効か

男も女もむくんでいる人が多い。そしてそれは、いい換えれば、私たちの人生が、いや、日本の社会そのものがむくんでいるということです。

社会は人によって成り立っているわけですから、決して大げさな話ではありません。血のめぐりが悪くなることで、人も社会も、文字通りの悪循環を起こしている。むくみは、そうした停滞を知らせてくれる体のサインといえるのです。

では、血のめぐりが悪くなってしまう理由はどこにあるのでしょうか？　ひとつには、不規則な食習慣を挙げることができます。

次章で詳しく述べていきたいと思いますが、ダイエットのために極端な食事制限をしたり、食べ過ぎたり、夜遅くに食事を摂ったり……こうした不摂生が重なると、血流はすぐに悪くなり、体はむくんでしまいます。

とはいえ、それがむくみの原因のすべてとはいえません。

では、運動不足や睡眠不足が原因なのか？　仕事や人間関係によるストレスが関係するのか？　もちろん、それらも無視はできませんが、こうした原因をバラバラに見ていくだけでは肝心《かんじん》の要点が見えなくなってしまいます。

人はなぜむくむのか？　その根底にあるのは生き方であり、ライフスタイルなのです。

つまり、血流が滞っているように、人生もどこかで滞ってしまっている。何かが邪魔をして、日常生活がスムーズに流れていかない。そのうまくいかない流れから脱け出せないと、体だけでなく心もむくんでしまうのです。

——こうしたつながりが見えてくると、むくみを改善することの意味が変わってくるのではないでしょうか。つまり、むくんだ場所だけを見て、それをなくすことばかり考えず、その背景にあるものにも目を向けるようにすることが大事なのです。

一般的には、むくみがひどいと「ふくらはぎをマッサージしましょう」とすすめられます。それが悪いというわけではありませんが、むくんでいる場所をほぐすことだけにとらわれても、その場しのぎの対処しかできません。自分の生き方のなかに原因を見つけ出せなければ、対症療法にしかならないでしょう。

もちろん、いくら人生がむくんでいるといっても、自分の生き方をいきなり変えることは難しいと思います。私もそんな大それたことを、皆さんに提案したいわけではありません。そうではなく、まずはむくみの原因である血流の停滞を改善することです。

「むくんでしまったな」と感じたら、むくんでいなかった頃、つまり血液がサラサラに流れていた頃に戻すことを考えましょう。

血のめぐりをよくするだけのことですから、それ自体は、人生を変えるような大がかりなことではありません。それどころか、これから紹介していく食べ方にしても、体の動かし方にしても、誰もが簡単に実践できます。

体全体に視野を広げて、まず血のめぐりを意識しましょう。体が変われば心も変わり、結果として生き方も自然に変わっていきます。むくみが取れて、身も心もスッキリした感覚が甦《よみがえ》ってきます。あまり難しいことを考えず、まずそうしたつながりをイメージしてください。

❖「心のむくみ」が「体のむくみ」に

体が変われば心も変わる……なぜなら私という存在のなかには、「体のむくみ」だけではなく「心のむくみ」も存在しているからです。いやもしかしたら、「心のむくみ」のほうが大きな問題かもしれません。

ここでいう「心のむくみ」とは、ストレスによるメンタルの低下を指します。感情的なイライラなども関係してくるでしょう。

たとえば、些細《ささい》なことで会社の上司に怒られている自分を思い浮かべてください。怒られて嫌な気持ちになるのは仕方ありませんが、その後もずっと不快感がなくならず、一日中イライラ……眉間にしわが寄り、笑顔がなくなり、言葉にトゲが含まれ、まわりの人につい当たりちらしてしまったり……。

お気づきかもしれませんが、これが心のむくんだ状態です。

パッと切り替えられればいいのですが、なかなかそれができないのだとしたら、きっと体もむくんでいるのです。

体調が悪いときに嫌なことをいわれたら、いつもよりイライラして、その不快な感情をずっと引きずってしまうでしょう。

心と体はつながっていますから、これも当然といえば当然。むくみを上手にケアしていかないかぎり、心の管理も体の管理も、どんどん覚束《おぼつか》なくなっていくでしょう。

では、心のむくみと体のむくみをつなげているものは何か？　そこで注目されるのが、私の研究テーマでもある自律神経のトラブルです。

自律神経は、活動時に働く交感神経と、リラックスしたときに働く副交感神経の二つに分けられ、それぞれが状況に応じて使い分けられています。

わかりやすくいえば、交感神経がアクセルで、副交感神経がブレーキ。

そして、この交感神経は、血管を収縮させ、体を緊張モードにする働きがありますから、いつもアクセルばかり吹かして頑張っていたら、血流はどんどん滞り、体のむくみにつながります。

同様に、心のむくみも、交感神経が過剰に働いていると生じます。

「交感神経の過緊張↓血流の停滞」が続けば、体のむくみのみならず、頭痛、肩こり、冷え性、生理不順なども引き起こされますから、アクセルを踏めば踏むほど、体に負荷がかかり、心の切り替えも難しくなっていくのです。

また、体臭に現れる場合もあります。オヤジ臭、加齢臭は、年をとったら誰もが悩まされるというわけではありません。こうした体の嫌な臭いも、ストレスによる自律神経のアンバランスが深く関わっているのです。

まずは心と体のつながりを理解し、ほんの少しでも構いません、ストレスがたまったら心をゆるめるようにすることです。

「ああ、いまちょっと、むくんじゃってるかもな」

気分の優れないときは、ちょっと立ち止まって、自分にそう問いかけてみてください。「ちょっとむくんでいない？」「やっぱり、むくんでるかも」——相手が親しい人であったならば、そんな会話を交わしてもいいかもしれません。合い言葉が生まれると、それだけで気持ちがリセットしやすくなるからです。すると、徐々に心に余裕が生まれてきて、副交感神経のスイッチが入ります。

こうして見ていくとわかると思いますが、心をゆるめ、ゆとりを持って過ごすことが、むくみを防ぐ最大の秘訣《ひけつ》なのです。

一生懸命な状態から少し離れ、ただネジを少しゆるめるだけでいいのですから、それは誰でも実践できます。

実際、仕事のできる人は、ネジをゆるめるコツをつかんでいるからこそ、ハードワークも元気にこなせるのです。

❖むくみ解消の第一歩とは

むくみについて考えていくうえでもう一つ理解したいのは、こうした心のむくみが、体調だけでなく、見た目すなわち外見にも現れるという点です。

何だかイケてないなあと思ったら、その原因はむくみにあるのだと理解してください。ただ、そう思えるうちは、まだまだ心に余裕がある証拠。イケてないときの自分がどんなふうに見えるのか、観察してみるといいでしょう。

残業続きで疲れ切っているとき、気持ちが落ち込んでいるとき……こんなときは表情が精彩を欠いており、どこかだらしない印象を与えてしまうかもしれません。

もちろん太ることもむくみの一つ。筋肉質の堅太《かたぶと》りではなく、むくんで太ってしまった人は、だらしなく見えるものです。

こんなときは、仕事の場面でも、そのパフォーマンスが落ちています。すると本人は、「自分の能力が足りないせいだ」と思って落ち込むかもしれませんが、それはあくまでむくみの結果なのです。

むくんでしまえば、誰だってカッコ悪くなる。血のめぐりが滞り、体に水が溜まって動きが鈍《にぶ》ってしまうわけですから、どれだけ能力を持っていようが、顔やスタイルがよかろうが、魅力は失われてしまうのです。

そんな状態が、あなたの本当の姿でしょうか？　私は違うと思います。ただ、むくみさえ取り除けば、もとの元気な自分に戻ることができるのだと理解してください。自分には無理だなどと思わず、心のむくみ、体のむくみを取ることをまず考えるのです。

その際のポイントとなるのが、前述したストレスケアです。

食事の改善や体調管理も大事ですが、むくみの最大の原因はストレスにほかなりません。この点をなおざりにして、いくら食事を見直しても、マッサージをしても、むくんでしまった現実はなかなか変わらないでしょう。

私自身、仕事柄「どうしたらむくみを解消できますか？」と聞かれることは多いですが、こうしたむくみとストレスのつながりがわかっていますので、心のむくみをどのように和《やわ》らげられるか、その点を指摘するようにしています。

自分がどれだけむくんでいるかは、人にいわれるまでもなく、実は自分自身が一番よくわかっているはず。だとしたら、もう少し自分の内側に目を向けるようにしてください。むくんでいる自分をちゃんと自覚し、いたわってあげるのです。

まず、一生懸命頑張った結果むくんでしまったのですから、それを認めること。心のゆとりも、実はそんなところから生まれてきます。

実際にむくみを取っていくための秘訣もこれからお伝えしていきますが、心の部分が伴っていなければ形ばかりの実践になりかねません。ただ不快感を取り除くだけでなく、自分がもともと持っている活力や魅力といったものを引き出すことに目的があるのですから。

その意味でも、まずはカッコ悪い自分を受け入れること。現状を認めてしまえば、「自分はこんなもんじゃない」「もっと元気になれるはずだ」と自然に思えてくるはずです。むくんで輝きを失っている自分の姿を自覚することが、むくみ解消の第一歩になるのです。

❖「三匹のサル」を大事にすると

もう一つ、心のむくみに関しては、その大元に、「脳のむくみ」が存在しているということも理解しておくようにしてください。

自律神経の司令塔は、脳の視床下部《ししょうかぶ》にありますから、自律神経のトラブルすなわち脳のトラブル、それを「脳のむくみ」と呼んでいるとイメージすればいいでしょう。

順序でいえば、まず「脳のむくみ＝自律神経のトラブル」があって、「心のむくみ＝感情のアンバランス」が引き起こされます。最終的には、それが体のむくみにつながっていくことを考えると、ここでも自律神経のバランスがカギであることがわかるでしょう。

アクセルを踏むときは踏み、ブレーキをかけるときはかける——自分という車を乗りこなしていくために大事なのはストレスケアだとお伝えしましたね。その秘訣がわからないという人は、「見ざる、言わざる、聞かざる」の三匹のサルを大事に飼いならすことを、日頃から心がけるようにしてください。

たとえば、私たちは他人のしていることを見ると、どうしても優劣を比較し、ジェラシーや劣等感を持ってしまいます。こうした他者との比較で、どれだけストレスを溜め込んでしまっているかお気づきでしょうか？

ちょっと難しいと思うかもしれませんが、それをやめるのが「見ざる」です。

また、人とコミュニケーションをとるなかで余計なことをしゃべり、墓穴《ぼけつ》を掘ってしまうことはありませんか。悪口をいったり、ネガティブなことを口にしたり、こうした負の言葉を吐くと、何だか嫌な気分になるでしょう。

たとえ人に向けたものであっても、言葉はすべてブーメランのように返ってきて、自分自身がストレスをこうむることになります。

そう、これをやめるのが「言わざる」です。

あるいは、テレビ、新聞、本や雑誌、インターネット——日常にあふれる膨大な情報に振り回され、真偽がわからないものを鵜呑《うの》みにしてはいませんか。

自分で考えて判断することができる人は、人のいうことを早とちりして踊らされたりせず、バランスの取れた情報収集をしています。つまり、不要な情報を排除し、そうしたものを自分の判断材料にしない――これが「聞かざる」です。

ただ生きて行動するだけでもストレスは溜まりますが、怖いのは、自分の意識や態度によってそれが増幅してしまうという点です。

ちょっと疲れているなと感じたら、「見ざる、言わざる、聞かざる」の三匹のサルを思い出すようにしてください。自分がいま何にとらわれてしまっているか、どこにストレスを感じているか、まずその点に目を向けるのです。

他者との比較をやめる、余計なことをいわない、情報を鵜呑《うの》みにしない、これらがストレスケアの基本中の基本。三匹のサルを飼いならすことが自律神経のバランスを整え、むくみ知らずの生き方につながっていくのです。

❖人体では腸が主体で脳が補う

「三匹のサル」を飼いならすことを提案しましたが、これは人生の最終目標のようなもの。大事なポイントなのであえてお伝えしましたが、「見ざる、言わざる、聞かざる」をマスターしていくのは簡単なことではありません。

何があっても泰然自若《たいぜんじじゃく》、マイペースで自分の人生を楽しんでいく――そんな目標を心のなかに掲げつつ、まずは一歩一歩、自分の日常を変えていきましょう。その際に重要になってくるのが、毎日の体調管理です。

食事や運動が大事だといわれるのも、こうしたコンディション作りに欠かせないからですが、いちばん問題となるのは、それが必要な人は日常のなかですでに疲弊《ひへい》し、むくんでしまっているという点です。

むくんだ状態では、体が重く、感情も不安定で、気持ちはネガティブになりますから、「三匹のサル」どころではありません。自分を変えていきたいと心のなかで思っても、やる気が湧いてこず、つい億劫《おっくう》になりがちです。

どんなに優れた食事法や健康法であっても、三日坊主に終わってしまうことが多いのは、実行する人がむくんでいることを前提にしていないからです。体調が悪くても、気分が優れなくても、自然に続けられることでなければ、絵に描いた餅《もち》に過ぎません。

むくんだ状態から脱け出すには、パフォーマンスが落ちている自分を前提にして、いま何ができるかを考えていく必要があるのです。

では、どうしたらそうした方法を見つけることができるのか？　ここでようやく登場するのが、この本の主役である腸という器官です。

ご存じのように、私たちは食べ物を腸で消化吸収し、エネルギーに換えています。腸は体の中心にある、生命活動を維持するための母体であるわけですが、実は脳の活動とも深く関わり合っていることがわかっています。

最近では「腸は第二の脳」という言葉を使う人も増えてきましたが、腸がしっかりと働いているからこそ脳も働いてくれる。**生物としてのヒトを見た場合、腸のほうが主体で脳はこれを補う形で働いており、むしろ「腸は第一の脳」なのです。**

誤解を怖れずにいえば、腸が主役で、脳は脇役《わきやく》——そう考えれば、腸の健康がいかに大事であるかわかるでしょう。

つまり腸がむくむから、脳がむくむし、心もむくみ、体もむくむ。あらゆるむくみは、元をたどれば腸のむくみに行き着くといってもいいのです。

腸のむくみを取る——この点を入り口にすれば、誰でも、どんなときでも実行できる究極の「むくみ解消法」が見えてきます。

詳しくは次章で述べていきますが、腸の健康をキープするためのルールは一般的に思われている以上にシンプルです。せっせと乳酸菌を取り入れたり、野菜をたくさん食べたり、逆に肉類を制限したり……そんなふうに、あまり神経質になる必要はありません。

心や体のむくみを取るには努力が必要で時間もかかりますが、腸のむくみに関しては、少々いい加減でも、すぐに効果が現れます。

コンディション管理といっても、それほど専門的なものでも、難しいものでもないことが理解できるでしょう。

❖「むくみ腸」改善の極意

この本の冒頭で述べたように、私は腸のむくんだ状態に「むくみ腸」というわかりやすいネーミングをしました。むくみと腸の関わりをもっと多くの人に知ってほしいと思ったからですが、「本当に腸がむくんだりするのか？　それがなぜ重要なのか？」——まだ半信半疑の人が多いかもしれません。

私にいわせれば、そうした疑問は腸が過小評価されている何よりの証拠。生命は腸から進化してきたにもかかわらず、私たちは後から大きくなった脳の働きばかりを重視し、生命活動が腸によって成り立っていることを忘れています。

食事が大切だと思っている人もたくさんいますが、実際にやっているのはカロリー計算であったり、栄養バランスを整えることであったり、どれも頭を使うものばかり。これらがまったく不要だとはいいませんが、自分のお腹（腸）がどう感じているか、これを忘れてしまっては、体調は改善されません。

たとえば、仕事で神経が張りつめた状態が続いて下痢《げり》や便秘《べんぴ》に悩まされた経験のある人は多いはず。余計なことで悩んで、不安や心配を抱え込んでばかりいても、やはりそのダメージは、お腹の調子に出るのです。

そう、ストレスはお腹に出る。脳と腸がつながり合っているため、自律神経のトラブルは、まず腸のトラブルとして現れるのです。

いい換えれば、腸のトラブルを抱えている人は自律神経のトラブルを抱えている、ということ。だとすれば、腸が元気になれば脳も元気になる、そして心も体も元気になる――そんなつながりが見えてきますね。

体調不良も、トラブルも、イライラも、原因をたどっていけばすべて腸のむくみ、「むくみ腸」につながっていきます。お腹の声は体の声そのものですから、この声を無視していると脳の暴走が始まり、むくみがどんどん広がっていきます。

ですから、むくみを少しでも解消したいと思っているのなら、腸の働きを基準にして食事を考える必要があります。いや、食べ物の消化だけにとどまらない、腸の働きの多様性を理解する必要が出てくるでしょう。

腸と脳が深くつながり合っているという事実も、そうした多様性の一つ。私が「むくみ腸」に警鐘《けいしょう》を鳴らしている真意も見えてくるでしょう。

そして、そのうえで大事なのは、食事の内容よりもリズムです。もっといえば、生き方のリズム。どのくらいワクワクと楽しく毎日が過ごせるか、です。

腸のむくみを解消する極意《ごくい》は、自律神経のコントロールを図りながら、溜まったストレスをどんどん捨てていくことにあります。

次章では、知られざる「むくみ腸」の実態に迫りつつ、まずは食事と自律神経の関係について詳しく解説していくことにしましょう。

この章のポイント

①むくみの根底にあるのは、その人の生き方、ライフスタイルである。
②心をゆるめ、ゆとりを持って過ごすことが、むくみを防ぐ最大の秘訣。
③他者との比較をやめる、余計なことをいわない、情報を鵜呑みにしない、これらがストレスケアの基本中の基本。
④生物としてのヒトを見た場合、腸のほうが主体で脳はこれを補う形で働いている。
⑤体調不良、トラブル、イライラの原因はすべて「むくみ腸」にある。

第二章　食事で「むくみ腸」を治す「六の法則」

❖まずは「むくみ度」をチェック

自分の腸がどのくらいむくんでいるのかを知るには、「体調」「メンタル」「食事」という三つのポイントから日常を振り返る必要があります。前章のおさらいを兼ねて、ざっと挙げてみることにしますので、チェックしてみてください。

体調

□体が重く、つねにだるさがある
□体を動かすとすぐに疲れてしまう
□たっぷり睡眠をとっても疲れが取れない
□便秘《べんぴ》や下痢《げり》に悩まされている
□おならが臭い
□口臭や体臭がとても気になる
□体温が低く、体が冷えやすい
□脚や顔がすぐにむくむ
□ニキビや吹き出物が出やすい

□生理前後のむくみがひどい（女性の場合）

メンタル

□いつもイライラしていて、怒りっぽい
□ちょっとしたことですぐに落ち込んでしまう
□感情のアップダウンが激しい
□人の評価を過剰に気にしてしまう
□つい人の悪口をいいたくなる
□嫌なことをいわれると根に持ちやすい
□人の話を早とちりし、すぐに信じてしまう
□取り越し苦労ばかりしている

食事

□つい食べ過ぎてしまう
□ストレスが溜まるとアルコールに依存しがち
□健康のために食事制限をしている

□夜食を摂る習慣がある
□純粋な水をあまり飲まない
□一人で急いで食事することが多い
□食事を摂る時間が不規則になりやすい
□朝食を摂らずに家を出ている

これらの項目の多くに該当《がいとう》しているのだとしたら、自律神経の働きがかなりアンバランスになっているはずです。

もちろん腸も、相当にむくんでいると思いますし、見た目にもきっと精彩を欠いているでしょう。

まずはそうした自分の現状を自覚し、この章の私のアドバイスを参考にしながら、すぐにむくみを取ることを始めてください。

その方法はいたって簡単。食事のリズムを変えること——結論を先にいってしまえば、たったこれだけです。

食事の内容を変えるのではなく、食事のリズムを変える。食事の改善を入り口にしていることに変わりはありませんが、その実態は大きく異なっています。

自律神経のバランスを整えるためには、栄養のあるものを摂ることよりも、リズムを取り戻すことが大事。まず、この点について考えていくことにしましょう。

❖腸のむくみは食事で調整

多くの人は、脳の働きが自分自身をコントロールしていると思っているかもしれませんが、それは大きな誤りです。

体中に張り巡らされている末梢《まっしょう》神経は、「体性神経」と「自律神経」に分かれますが、意識的に働かせられるのは体性神経のほうだけ。自律神経は、働かせようと思って働かせられるものではありません。

大事なポイントなので、もう少し詳しくお伝えしましょう。

体性神経は、何かを感じたときに反応する知覚神経と、手足などを動かすときに反応する運動神経に分けられます。どちらも意識すれば働かせられますが、もう一つの自律神経は、血管や内臓の動きのように、無意識に働く領域を担っています。

つまり、心臓や消化管を動かしたり、呼吸や体温を調整したり、血圧や血糖値などをコントロールしたり……生命活動の根幹に関わる部分は、文字通り自律的に、脳の支配を離れて動いているのです。

前章のおさらいをするならば、この自律神経のうち、活動時に働くのが交感神経で、休息時に働くのが副交感神経。血のめぐりで説明すると、血管を収縮させるのが交感神経で、拡張させるのが副交感神経ということになります。

こうした自律神経の存在をふまえたうえで、腸の働きをとらえ直してみてください。

消化管の要《かなめ》である腸もまた自律神経によって成り立っている。つまり、**腸は脳の支配を受けていません。それどころか、最近の研究では、逆に腸が脳に影響すら与えていることも明らかになっています。**

詳しくは第五章で解説しますが、私たちの生命活動は、理性（脳）では捉えきれない陰の独立王国（腸）によって支えられているのです。

こうした点をふまえると、腸がしっかりと働いていることと自律神経が機能していることはイコールであり、それは交感神経と副交感神経、すなわちアクセルとブレーキのバランスが程よく保たれているということだとわかりますね。

自律神経のアンバランスによって引き起こされる諸症状（頭痛、肩こり、冷え性、生理不順など）も、ここにすべて連動しています。腸のむくみが取れ、健康状態が回復すると、自律神経が安定しはじめますから、こうした体の不調も改善され、身も心も軽く、元気な状態を取り戻すことができるのです。

私が腸のむくみ、「むくみ腸」を重視している理由もここにあります。

なにしろ腸は、目には見えない自律神経の支配が端的に現れる場であると同時に、食べ物の消化、吸収、排泄を司《つかさど》る器官です。お腹の調子は食べ方の影響を強く受けますから、悪い食べ方をしていれば、それはすぐに体に現れます。

いちばんわかりやすいのが便秘《べんぴ》や下痢のような排泄ですが、お腹が張っている、チクチク痛い、食欲が出ないなど、様々な不調を引き起こします。

むくみそのものが確認できなくても、こうした不快症状は誰もが感じとれますよね。自律神経の働きを意識的に変えることはできませんが、食べ方を変えていけば腸のむくみが取れ、自律神経のバランスを取り戻すことができます。すると結果的に、心や体のむくみを改善していくことも十分に可能なのです。

「ああ、腸がむくんじゃっているな。ちょっと食事で調整しよう」――そんな軽いノリでも構いません。これからお伝えしていくやり方を参考にしながら、ぜひ元気な腸を取り戻してください。

❖「むくみ腸」の写真を公開

一般の人には自分の「むくみ腸」を確認することはできないと書きましたが、私たち消化器官系の医師にとって、この状態は当たり前のように知られているものです。ネーミングを考案し、その重要性を訴えたのは私が最初かもしれませんが、手術などでお腹を開けば、誰もが目にできるからです。

論より証拠、四一ページに「むくみ腸」の写真を公開しましょう。

私が外来で診察した患者さんの腸を内視鏡で撮影したものですが、むくみのない健康な腸と比べると腸管がパンパンに膨れていて分厚くなっているのがわかると思います。

私の場合、こうした腸のむくみ具合を観察するだけで、その人のむくみ度がおおよそわかります。いや、「むくみ腸」の実態はインプットされていますから、その人を観察すれば、人生のむくみ度を自然に感じとることができます。

とりわけ因果《いんが》関係がわかりやすいのが、便秘の人のむくみです。

何日もお通じがないようなひどい便秘が続くと、腸に炎症が起きて血流が悪くなるため、むくみで腸壁が厚くなり、レントゲンではそれが白っぽく映ります。便秘が三日続くとむくみで腸がパンパンになり、日常化するとこの状態が定着してしまうわけですが、面白いことに、お通じが改善されると嘘のように引いていきます。

便秘が解消すると、身も心もスッキリ軽くなるのは、まさにそのため——。

もちろん、便秘がひどくないからといって安心するのは禁物《きんもつ》です。不規則な食事の摂り方

●図表１・むくみ腸（上）と健康な腸の写真

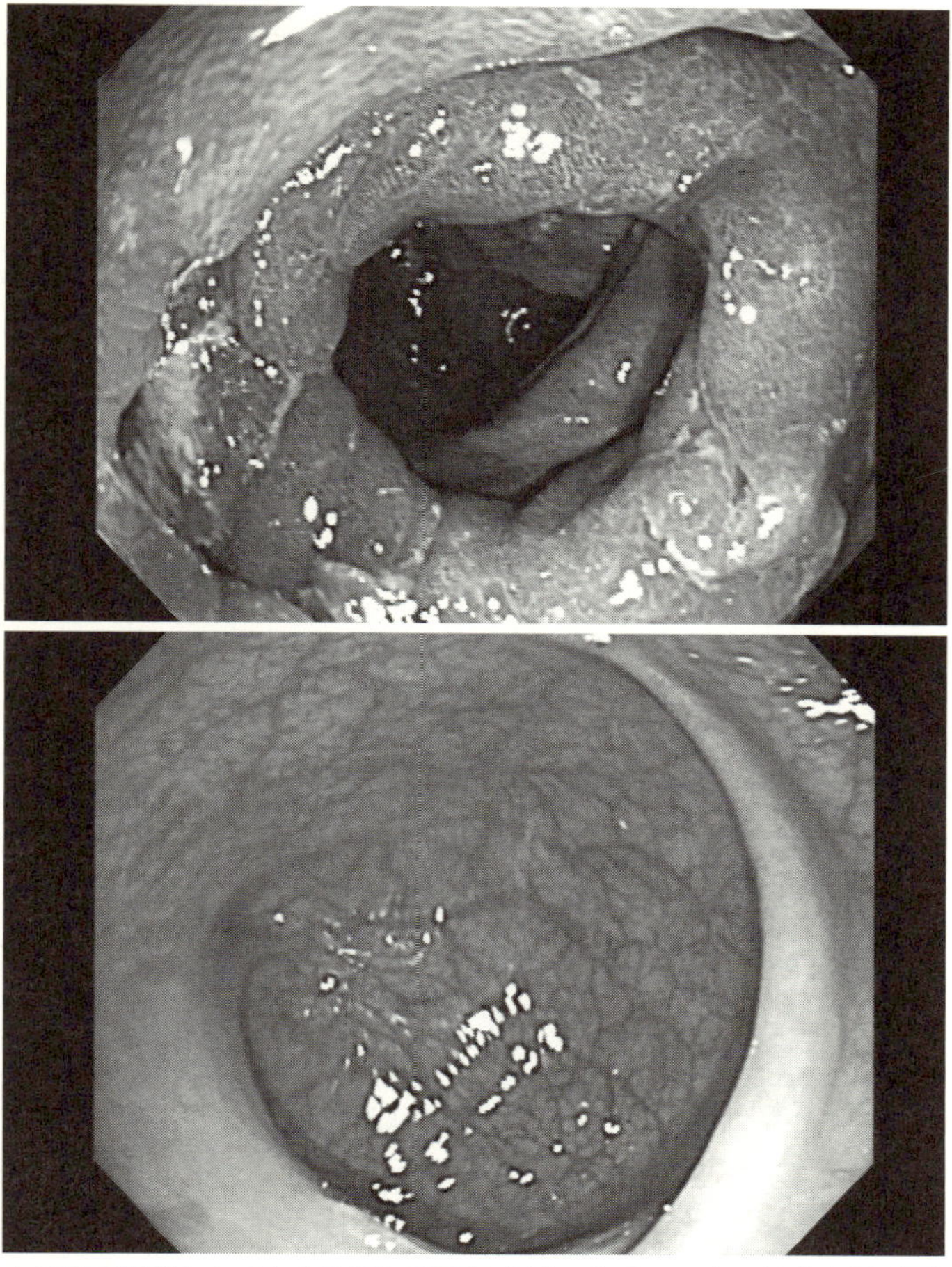

内視鏡で撮影した「むくみ腸」の写真（上）。むくみのない健康な腸（下）と比べると腸管が膨れていて分厚く、お腹のなかに窮屈そうに収まっている。

をしていればすぐに腸はむくみますから、体調が悪いときはむくみが始まっていると思い、早めに対処したほうがいいでしょう。

残念なことに、医者も患者も、便秘と腸のむくみの関係について意識を向けることがほとんどありません。それどころか、溜まった便を下剤で無理に出そうとする傾向が強いので、ここでも「腸の炎症→血流の悪化」が進行してしまいます。

下剤には腸を刺激し、排泄をうながす効果がありますが、それは一時的なもの。頼りすぎると効かなくなり、腸がかえって疲弊《ひへい》してしまうだけですから、根本解決にはならないことを理解すべきでしょう。

もちろん、「むくみ腸」の原因がこれだけでないことは、これまで述べてきた通りです。体のむくみも、心のむくみも……すべてはお腹の状態に現れるのだと考え、腸が元気に働くような生活習慣に切り替えていくこと。そうすれば血流も改善され、全身にきれいな血がめぐりはじめます。疲れていた細胞が元気を取り戻し、体調は好転していくでしょう。

私が見るかぎり、**「むくみ腸」を改善すれば、その人が抱えている健康上の問題の七割は解決されます**。そうやって心身の土台をしっかり作ったうえで、むくみ知らず考え方や発想の仕方を身につけていけば、生き方そのものが好転していくはずです。

❖極端な食事制限は不要

腸は消化管であることから、食事との関係性はよく取りざたされていますが、世にある食事法の多くは肝心《かんじん》なことを見落としてしまっています。

それは何か？　そう、ここまで述べてきた腸と自律神経とのつながりです。

たとえば、太った体を少しでもシェイプアップさせようと、食事の量を控える人が少なくありません。摂取したカロリーがエネルギー消費を上回っていることが肥満の原因といえますから、こうした制限もある程度は必要ですが、思い通りに体重が減らないと感じている人も多いのではないでしょうか？

その理由は簡単、食事の制限よりも、自律神経のバランスのほうが重要だからです。

肥満になってしまう人は、仕事、子育て、介護など、何らかの理由で不規則な生活を強いられているはずですから、自律神経の働きがアンバランスになっています。

もう少し具体的にいうと、肥満の人の場合、交感神経も副交感神経も含め、自律神経の働きそのものが低下してしまっています。

これを改善するには、生活リズムを整えることが先決。ダイエットしようと思うのなら夜更《よふ》かしをやめて、まずは早起きすること。日中はアクティブに活動し、夜は早めに仕事を切り上げ、リラックスすることを心がける。そうやって体を自然のリズムに合わせ、交感神経と副交感神経のオンとオフをハッキリさせていくことで、自律神経の活性度は自然と高まっていきます。

カロリー制限をしている人は、こうしたリズムをおろそかにして、ただ食べる量を減らすことばかり考えていませんか？

そして早起きができたら、まずは朝食を摂る習慣をつけてみてください。リズムを作ることが目的ですから、たっぷり摂る必要はありません。食欲がない場合は、起きがけに水を一杯飲み、ヨーグルトや果物《くだもの》を摂るだけでもいいのです。むやみに食事制限するよりも、一日三食のリズムを守る習慣をつけたほうが自律神経の働きが整い、ダイエットにはよっぽど効果的でしょう。

そもそも肥満は、生き方のむくみから起こるものであったはず。

体脂肪が増えることも肥満の原因になりますが、血流が滞り水が溜まる、つまり、むくむだけで太ってしまうこともあるのです。いや、仮に体重が変わっていなかったとしても、むくみがひどいと、ただそれだけで太っているように見えてしまいます。

むくみや血流の停滞は代謝を妨《さまた》げる要因にもなりますから、生き方のリズムを取り戻し、まずは血流をよくすることを考えてください。血のめぐりがよくなることで代謝もスムーズになり、あまり大きな苦労をせずとも適正体重に戻し、それをキープしていけます。

いちいちカロリー計算をするたびにストレスが溜まってしまうのだとしたら、それだけで自律神経のバランスが崩れてしまいます。心がむくんでしまうようなことならば、正直、何もやらないほうがましでしょう。

大事なのは食べ物の内容や量などではなく、リズムなのです。このポイントさえ押さえれば、ダイエットもそれほど難しくはなくなります。

❖「糖質制限食」の落とし穴

最近では、こうしたカロリー制限よりも、食べ物に含まれる糖質の量を制限する「糖質制限食」を実践する人が増えてきているようです。

糖質制限食は、糖尿病の治療のために考案された食事療法の一つで、ごはんやパン、麺類、お菓子、清涼飲料水など、糖質（炭水化物）を多く含んだ食べ物の摂取を減らすことで血糖値の上昇を抑えることを目的にしています。

糖を摂ることで血糖値が上がるのは確かですから、制限すれば食後血糖値の急激な上昇を防ぐことができ、症状の悪化が食い止められます。その点ではとても有効な方法といえますが、ここにも落とし穴があります。カロリー制限の場合と同様、極端な食事制限は、自律神経のリズムをおかしくする場合があるからです。

糖質制限を実践している人のなかには、「糖さえ摂らなければ健康でいられる」と思っている人もいるようですが、話はそこまで単純ではありません。糖を諸悪の根源のように思い込み、摂取量を減らすことが健康につながるとばかり考えていると、極端なカロリー制限と同様、体の声を無視してしまうことになります。

しかし、これまで繰り返してきたように、腸がむくむかどうか、それがポイントなのです。

糖尿病を患っている人ならばともかく、ダイエット目的にわざわざ糖質を制限する必要はありません。自律神経のバランスを整えるという基本さえわかっていれば、もっとラクに体重を落としていけるはずだからです。

そもそも、ダイエットというと「何を食べたらいいか」だけが議論されがちですが、それは自律神経のバランスを整える絶対条件ではありません。

たとえば、旅行に行くと便秘になりやすいのは、不規則な食事などで生活全体のリズムが崩れてしまうからです。食べ物の影響もありますが、自律神経の働きがアンバランスになり、消化力が落ちてしまうことのほうが問題でしょう。

不規則な生活が続くだけでもお通じのリズムは乱れてしまうのに、ここに、仕事などでプレッシャーがかかれば、腸がむくみ、蠕動《ぜんどう》運動も低下してしまいます。便秘がひどくなってもしかたないことでしょう。

要するに、何を食べているかよりも、リズムが崩れ、メンタルがおかしくなることのほうが、腸にははるかにダメージが大きいのです。

私たちが自覚していないところで、腸はたえずストレスを感じていて、それが食べ物の消化吸収に大きな影響を与えていることを理解してください。ストレスを放置したまま食事だけを改善しても、血流障害は解消しません。腸のむくみはもちろん、体や心のむくみを引き起こしてしまうでしょう。

リズムを取り戻すためには、単純明快、生活習慣を改善することが必要――先ほどそう述べましたが、具体的にいえば、食べる時間に注意するということです。まずは「何を食べるか」よりも「いつ食べるか」を考えるのです。

「いつ食べるか」は、日常のリズムを整えていくことにつながっていますから、続けるほどに楽しくなり、心地よさが感じられるようになっていきます。

これに対し、食事を我慢しているだけでは、ストレスが溜まり、ちっとも楽しくありません。毎日の食事もダイエットも、とにかく楽しく行うことが大事なのです。

楽しく過ごす。楽しく生きる。どんな食事法であっても、結局、そうしたコツをつかめた人が成功しています。

❖食事の中身より「六の法則」を

「食べる時間」について、もう少し具体的に考えていきましょう。

決まった時間に食べるといっても、お腹が空《す》いていないのに、一日三食、無理に食べることを強いるわけではありません。

まず気をつけたいのは、夕食です。遅い時間に食事をする習慣を続けていると、腸の消化活動に負担がかかり、自律神経にダメージを与えます。夕食は睡眠の三時間前、できれば午後八時頃には済ませるようにします。

朝食については、まったく摂らないという人もいますが、前述したように自律神経のリズムを整えるためにも、ぜひすすめたい習慣です。

食べたものは約六時間で小腸の末端に達し、消化吸収されていきますから、体のリズムを考えた場合、たとえば午前八時に朝食、午後二時に昼食、午後八時に夕食と、それぞれ六時間ごとに摂るようにするのがベストです。

昼食を午後二時に摂るのが難しい場合、朝食を午前六時にすれば、昼食が正午、夕食が午後六時というサイクルに調整できます。

いずれにせよ、**朝食・昼食・夕食を六時間ごとに食べる――この「六の法則」が腸のむく**

みを防ぐ最大の秘訣といっても過言《かごん》ではありません。

朝食べたものが消化吸収されれば自然とお腹が空きますし、腸の働きにも負担がかかりません。食べ物の内容に気をつけるより、食べる時間に気をつけたほうが、よっぽどむくみ対策になることがわかるでしょう。

私自身、朝起きたら一杯の水を飲み、バナナ一本とパンを一切れ食べてから出かける習慣をずっと続けていますが、朝食はこれくらいで十分。時間があれば、栄養補給のためにフルーツの生ジュースを飲んだり、ごはんや味噌汁をしっかり摂ったりしたほうがいいのですが、あなたの腸が求めているのは、栄養摂取よりもリズムなのです。

健康のためには、パンよりもごはんのほうがいいとか、お昼もお弁当にしたほうがいいとか、いろいろな考え方がありますが、何ごとも毎日続けるのが肝心です。続けるのに無理があるのであれば、余計なストレスがかかるだけ。あれこれと頑張るのをやめて、リズムを守ることだけを考えましょう。

ですから、あなたが体調不良に悩まされているのだとしたら理由は簡単。仕事の忙しさなどにかこつけて、生活が不規則になってしまっているのです。そうした日常が交感神経の働きを過剰にして、腸をむくませてしまっているのです。

意識したいポイントは、たったそれだけ。ビタミンやミネラルが足りないせいでも、アミノ酸が不足しているせいでもありません。崩れたリズムが原因であると気づき、ただそれを修正するだけで、むくみは簡単に解消され、元気に過ごすことができます。

❖カギを握る「時計遺伝子」とは

ここまで自律神経とリズムの関係についてお伝えしてきましたが、私たちの体には自然と同調した固有のリズムが備わっています。

よく知られているのは、ほぼ二四時間単位で変動する「概日《がいじつ》リズム」(サーカディアンリズム)でしょう。

自律神経やホルモン分泌など、生命活動をコントロールしている働きの多くは約二四時間を一周期としていますが、最近の研究で、こうしたリズムの背景に「時計遺伝子」の存在があることがわかってきました。

この時計遺伝子を活性化させるには、何が必要か?「時間栄養学」という新しい分野の研究に取り組んでいる早稲田大学先進理工学研究科の柴田重信《しばたしげのぶ》教授によると、カギを握っているのは朝食の摂り方だといいます。

もちろん、ただ朝ごはんを食べればいいわけではなく、「食事と食事の間をしっかり空けること」「空腹の時間を長く設けること」が大事なポイント。つまり、前日の夕食はなるべく早めに摂り、日中は間食を避けることが必要になります。

また、食事の内容については炭水化物をしっかり摂ることが大切です。

たとえば柴田教授は、マウスに炭水化物、脂質、タンパク質のエサを自由に摂らせる実験を行っています。これによると、マウスは活動期の終わり（夕食）には余分なエネルギーになりやすい炭水化物を避け、まず脂質を選ぼうとしますが、絶食後の食事（朝食）には、逆に、すぐにエネルギー源になる炭水化物を選ぶそうです。

つまり、忙しいからとコーヒー一杯で済ませていたのを、パン一切れ、バナナなどの果物を足すだけでも、時計遺伝子は活性化され、自律神経のリズムは整いやすくなります。一方、朝ごはんを抜くと、それはむくみの原因になります。

食事の量についても、食べ過ぎはよくありませんが、一定の量を摂るようにしたほうが、時計遺伝子は活性化されることがわかっています。

この点については、①自由摂食、②朝食のみ、③朝食と夕食（エサの量の割合は一対三）、④朝食と昼食（エサの量の割合は三対一）、⑤夕食のみ、の五つのグループに分け、マウスにエサを与えた実験があります。これによると、体重が最も増加したのは①の自由摂食のマウス、最も増加しなかったのが④の朝食と昼食を三対一の割合の量で与えたマウスでした。

そう、朝食をしっかり摂っているマウスが最も太りにくかったのです。

この実験では、マウスの食事の回数を減らすと、かえって脂肪蓄積が起こって肥満になりやすく、血糖値の上昇や脂質の炎症が起こりやすくなることも確認されています。自由摂食という、不規則な食事をしてばかりいる場合も同様です。

もちろん、こうした結果はヒトにも大いに当てはまります。

食事のリズムが不規則な人ほど自律神経がアンバランスで、むくみやすいことを、私自身、日々の診察で実感しています。**食事の量をむやみに減らすより、エネルギー源になる炭水化物を朝食にしっかり摂る――それが肥満防止にもつながるのです。**

❖疲れているときほど早起きを

私が朝食をすすめるもう一つの理由は、朝の日差しに体内時計をリセットする作用があることがわかっているからです。

前述した概日リズムは、体内の生理的な活動が概《おおむ》ね二四時間のリズムで営《いとな》まれていることを示していますが、太陽の運行とは若干のずれがあるので、二四時間に調整するために、体内時計はつねにリセットされています。

こうしたリセットのスイッチとなっているのが、日の光の作用です。

つまり、早起きして朝の光を浴びることで体内のリズムが整い、自律神経やホルモンの分《ぶん》泌《ぴつ》が正常に働きやすくなるのです。

逆にいえば、毎日のように夜更《よふ》かしをしていたり、食事の時間が不規則であったりすると、体内時計のズレがどんどん大きくなっていきます。その結果、ホルモンの分泌や新陳代謝が滞り、腸がむくみ始めるのです。

うつの患者さんに早起きをすすめるのも、朝の日差しに体内時計をリセットし、体内リズムを整える効果があるため。朝の日差しが脳内のセロトニンを活性化し、リラックスを生み出す効果も指摘されていますが、体内時計との関わりのほうが、むしろ重要かもしれません。

心のむくみ、生き方のむくみが、うつを引き起こしているのですから。

心と体のむくみを取りたいと考えている人は、こうした点をふまえ、まずは早起きし、カーテンを開けて、朝日を浴びるようにしてください。

そのうえで一杯の水を飲み、朝ごはんを食べる。やせたい、体調を整えたいという人も、食事の内容を変える前に早起きし、体内時計をリセットするのです。

かくいう私も、「ちょっと疲れが溜まっているな」と感じているときほど、意識して早起きするようにしています。「疲れが溜まっているのだから、少しでもゆっくり寝ていたい」

と通常は思うものですが、あえて逆のことをやってみるのです。

たとえば、いつもより三〇分早く起きて、ゆっくりと日の光を浴びながら、一日の予定をイメージする。たったそれだけで疲れは吹き飛び、一日の活力が湧いてきます。

あるいは、早めに会社に行って机のまわりを整理整頓《せいとん》したり、カフェで朝食を摂ったり、こうした朝の気分転換がむくみを取り、生き方を心地よいものにしてくれます。

あまりにハードワークが続いているときは、まずはゆっくりと休むことが必要。ただダラダラと夜更《よふ》かしと朝寝坊を繰り返しているのだとしたら、そうした習慣から少し変えてみてください。

自然のリズムと同調できれば、体調が変化していることが実感できるはずです。

❖体調は一週間単位で調整する

ここまでの話を、いったん整理してみましょう。

大事なのは、食事の内容ではなくリズムだとお伝えしました。それも六時間ごとに食べる「六の法則」を守るのが大切なわけですが、こうした話をすると、真面目《まじめ》に実践しようとする人が出てきます。

真面目な人というのは、そもそも交感神経が優位になり過ぎている傾向にありますから、それだけでむくみやすいところがあります。つまり、「体にいいこと」を真面目にやればやるほど、生き方はむくみやすくなるのです。

だから、最低限のことだけを守って、あまり無理をしない。できないときがあっても自分を責めず、「いい加減」にやることが大事です。

たとえば、いつもリラックスして笑顔でいることで免疫力が高まり、それがガンの治癒にもプラスに働くといわれていますね。「真面目な人がガンになりやすい」という話を聞いたことがある人もいるでしょう。

ガンになるかどうかはともかく、いろいろな食事療法にトライして、なかなかいい結果が出ない人、かえって体調が悪くなったという人は、少々頑張りすぎて、自律神経のコントロールがうまくいっていないのかもしれません。

これは生き方の極意にも通じる話ですが、**どんなことであっても力まず、リラックスし、いい加減にやることが大事なのです。**

ただ、いきなりいい加減にといっても難しいでしょうから、まずは「一週間単位でコンディションを整える習慣」をつけてください。

その際の目安となるのが体重です。毎日体重計に乗るクセをつけて、調子がいいときの体重とその日の体重を比べるようにするのです。

たとえば、朝起きたときに「体が重いな」と感じたとしたら、それまでの不摂生で体がむくんでしまっている証拠。こうした体の重さは体重にも反映されますから、体重計に乗ることが体調管理のわかりやすい目安になるのです。

つまり、「普段の体重がキープできている＝むくんでいない」ということ。そうであれば、腸も元気ですから、少々こってりしたラーメンを食べても大丈夫。誘われたらアルコールを摂ってもいいでしょう。

こうした飲食は心身のリラックスにもつながりますから、「体に悪いもの」であっても自律神経にはプラスに働き、体はむくみません。いつも元気な人、仕事のできる人は、このような形で上手に羽目《はめ》を外《はず》しているのです。

もちろん、体重が五〇〇グラムでも増えていたら、ラーメンは我慢し、食事を「腹八分目」に減らしてみる。お酒に誘われても、アルコールは控える。そうやって調整して、家に帰ったら体重計に乗ってみるのです。

普段の体重がキープできれば問題なし。太る傾向にあった人は、たったこれだけで簡単なダイエットになります。もちろん、こうした体重管理がしっかりできていれば、そうそうむくむことはないでしょう。

一方、一日単位ですべての決まりを守ろうとすると、生き方が窮屈になり、いくら体によいことでも、継続していくのが難しくなります。あれもだめ、これもだめと制限すれば、かえってストレスが増えてしまい、人生が楽しくなくなるでしょう。

少し飲み過ぎてしまったら、翌日に食べる量を減らしてリセットする——体重を毎日しっかり記録しながら、こうした体調管理を意識的に実践してみるのです。

具体的には、まず「六の法則」で一週間、食事を続けてみてください。

クリニックの患者さんにもすすめていますが、実践した人はむくみが取れ、便秘も改善し、体調が確実に改善しています。コツがつかめてくれば、これ以上ないシンプルな自己管理法として役立てていけるはずです。

❖一番元気だったときの体重が目安

体重については、身長から標準体重を割り出すＢＭＩ（ボディ・マス・インデックス）の方法が国際的に用いられています。

体重（キログラム）を、身長（メートル）を二乗したもので割ることで算出した数値を判定基準に照らし合わせ、肥満度を測るというもの。国によって基準は異なりますが、日本では日本肥満学会によって、一八・五以上二五未満が「普通体重」、一八・五未満が低体重（やせ）、二五以上が肥満とされ、どちらも病気のリスクが高まるとされています。

私の場合、身長が一・七五メートルで体重が六五キロですから、BMIは二一・二となり普通体重のカテゴリーに入っていることになりますが、これはあくまでも目安。体のむくみは個人差があるので、普通体重だから安心とはいい切れません。

前章でも述べましたが、自分がいまどれだけむくんでいるかは、自分自身が一番よくわかっているはずです。

つまり、こうした数字より確実なのは、あなた自身の実感。その意味では、計算式で割り出されたBMIは自分自身の実感にはつながりにくく、体調管理に取り入れるには不向きな面があるかもしれません。

こうした点をふまえ、私が体調管理の目安にすすめているのは、「一番元気だった頃の体重に戻す」という発想です。私自身もそうですが、おそらく学生時代の体重がこれに該当《がいとう》するでしょう。

たとえば大学生の頃の体重といまの体重、あなたの場合、どのくらい増加していますか？当時のほうが元気だったという実感があるのなら、その後の歳月のなかで余分なものがついてしまったことになりますね。

余分なものというと、脂肪をまず思い浮かべる人が多いかもしれませんが、体重が増えた分、実はむくんでしまっているのです。

逆にいえば、元気だった頃の体重をキープしている人は、年を重ねても若々しさを維持し、元気一杯に過ごしているはずです。

私自身、六五キロという体重は学生の頃からまったく変わっていません。だから、体重計に乗るだけで自分の体調管理ができるのです。

もちろん、体重が大幅に増えてしまったという人でも問題ありません。「六の法則」を一週間実践して、体重の変化を確かめてください。

しっかり取り組みたいという人は、この期間だけ腹八分目ならぬ「腹六分目」を心がけるといいでしょう（これもまた「六の法則」といえるかもしれません）。

こうして体の軽さが実感できるようになると、何ごとにも前向きになり、心に余裕が生まれ、自然に仕事のパフォーマンスも向上していきます。

元気だった頃の体重をキープしていると、それだけで「若さを保っている」という自信が生まれますから、メンタル面の効果もあるでしょう。

生き方のリズムが整い、むくんでいた人生もスッキリ。あまり制限を設けずとも、体調が好転していくはずです。

この章のポイント

①食事の内容より、食事のリズムを整えることが大事。
②「むくみ腸」を改善するだけで、その人の健康上の問題の七割は解決できる。
③六時間ごとに食事を摂る「六の法則」が、「むくみ腸」を防ぐ最大の秘訣。
④疲れが溜まっているときほど、意識して早起きするほうがいい。
⑤体調管理の目安は、「一番元気だった頃の体重に戻す」ことにある。

第三章　むくみが増える食事と増えない食事

❖水をたくさん飲んでもむくまない

前章では、「むくみ腸」をスムーズに解消する食事の摂り方についてお伝えしました。

食事の摂り方といっても、大事なのはリズム。自律神経のバランスを整え、自然のリズムを意識した食事を続けることが腸を元気にし、むくみを取る基本になりますが、ほかにも注意したいポイントがいくつかあります。

たとえば、むくみの話をすると必ず出てくるのが、「水はあまり摂らないほうがいいのでしょうか？」という質問です。「むくみ＝水ぶくれ」というイメージがありますから、「水をたくさん摂ったら、むくみがもっとひどくなる」と思っている人が多いのかもしれません。

しかし、それは大きな間違いです。

むくみの本当の原因が血流の停滞にあることを思い出してください。

水をたくさん飲んだからむくむのではなく、血流が滞り、細胞と細胞のあいだに溜まった水がうまく排出できないからむくむのです。水分の摂取を減らしてしまったら、細胞に新鮮な水を供給できず、むくみがさらにひどくなってしまいます。

それだけではありません。血液の多くも水分ですから、体に水が不足した状態が続くと血液がドロドロになり、血管の老化も進みます。その結果、自律神経のバランスも崩れ、イライラや不安が増してしまうでしょう。

こうした状態は、生き方そのものがむくんでいるとわかりますね。水の摂り方ひとつ間違っただけで、人生が滞ってしまうのです。

これまで繰り返し述べてきたように、むくみは女性だけの悩みではありません。老若男女問わず、不規則な生活が続き、疲れやストレスが溜まると、誰にでも起こる症状です。

「ああ、ちょっとむくんでいるな」と感じたら、水の摂り方を見直すようにしてください。

あまり食べていないのにすぐに太ってしまう人、ダイエットをしてもなかなか痩せられない人も同様です。


むくみを遠ざけるポイントは、大きなペットボトル一本分（一・五リットル）の水を一日かけてこまめに飲む——たったこれだけです。


朝の起きがけにコップ一杯の水を飲むことはもちろん、出かけるときはペットボトルの水をバッグに必ず携帯する、仕事中のデスクにも必ず水を置いておくなどして、水分補給の機会を意識して増やすといいでしょう。

硬水や軟水など、水にもいろいろな種類がありますが、その点はあまり神経質になる必要はありません。大事なのは量。一日にどのくらいの量の水を飲んでいるか、日々の生活を振り返ってみてください。お茶やコーヒー、あるいは清涼飲料水などに頼って、ほとんど純粋な水を飲んでいないことに気づき、びっくりする人がいるかもしれません。

そうだとしたら、そこにむくみの原因があるといって間違いありません。**あなたの体がむくんでいるのは、慢性的な水不足によるものなのです。**

のどが渇《かわ》いていなくても、体には水が必要です。一定量の水分補給をしない体は、古い水でむくみきっているのです。すると腸に血が滞り、蠕動《ぜんどう》運動が低下し、慢性的な便秘に悩まされる人も生まれます。

ですから、自分がむくんでいる（疲れている、体が重い）という自覚が少しでもあるのなら、まずは水をしっかり飲む習慣をつけましょう。こまめに水を補給すると体内の循環がスムーズになり、細胞が活力を取り戻します。体にリズムが生まれ、髪や肌もみずみずしくなり、メンタルも安定します。

❖「朝一杯の水」で便秘が解消

便秘と水の関係について述べましたが、水不足が便通を悪くしている要因であると気づいている人は、あまりに少ない気がします。

「とにかく早寝早起きして、朝、コップ一杯の水を飲むようにしてください」――便秘外来にやってくる患者さんにまずアドバイスするのも、こうした水分補給の重要性です。朝一番に水を飲むのは、寝ているあいだに失われた水分を補うためだと思うかもしれませんが、それだけではありません。

大事なのは、「胃結腸反射《いけっちょう》」といわれる胃と腸の見えない連携です。水を飲むことでまず胃が膨らみますが、実はその際、胃の下にある大腸に信号が送られます。その結果、大腸が収縮し始め、溜まっていた便を直腸に送り出すことになるのです。

こうした「胃結腸反射」により胃腸が動き、副交感神経の働きが活発になると、お通じが改善され、心身のリラックス効果も生まれます。

とても大事なポイントなので、もう少し詳しく解説しましょう。まず理解してほしいのは、便秘に悩まされている人は、もともと副交感神経の働きが低下してしまっているという点です。

これに加え、朝の時間帯は、副交感神経優位から交感神経優位な状態に、つまり休息モードから活動モードに切り替わるタイミングです。副交感神経の働きが低下している状態に、さらに追い打ちがかかるわけです。もし朝から緊張していたら、一日を心地よく元気に過ごすことは、さらに難しくなるでしょう。

便秘といっても、お腹にただ便が詰まって、不快な状態になっているだけではありません。そこには心身の様々な不調和が重なり合っているのです。

実際、私のところにも二〇～三〇代の女性に加え、五〇代以上の男性が多く訪れ、便秘の悩みを訴えています。副交感神経の働きは加齢とともに低下していくため、実は便秘に悩む中年男性もとても多いのです。現代人の多くは交感神経が過剰に働く、ストレスやプレッシャーの多い生き方を強いられているからです。

こうした自律神経のアンバランスを断ち切るうえで、朝一番の水はとても有効なものだということを理解してください。

一杯の水で体をリセットし、そのうえで食事のリズムに気をつけてみる。あるいは、次章で詳しく解説していく、腸を元気にする簡単なストレッチなどを実践していくと、心身の不調和が少しずつ改善されていくはずです。

❖二日酔いを防ぐ水の摂り方

朝のコップ一杯の水の効用は、実はまだあります。アルコールを摂り過ぎてしまったときの体のケアにも、とても効果的なのです。

まず水をしっかり飲んでから、朝ごはんを摂るようにしてください。体がだるいといつもの習慣がおろそかになりがちですが、そんなときこそリズムを崩さないように、朝一杯の水を飲む、そして少量でも食べ物を口に入れるのです。

そもそも、アルコールの摂り過ぎが問題になるのは、自律神経のバランスを大きく崩してしまうからです。

個人差はありますが、アルコールを多く摂ると、分解しきれなかったアルコールが体内に残り、交感神経を刺激し続けます。交感神経には血管を収縮させる働きがありますから、血流が滞ってしまうのです。

これに加え、アルコールの分解や解毒《げどく》には、多量の水分が必要となります。深酒した翌日に強いのどの渇きをおぼえるのはそのためですが、前述したように、こうした体内の水不足は血液をドロドロにし、むくみの原因になります。

お酒を飲み過ぎた翌朝、顔がむくんでしまった経験をしたことがあると思いますが、これも水分不足による血流の滞りが原因。ですから、顔のむくみがひどいときは「血管にかなりダメージを与えてしまったな」と反省し、血液をサラサラに戻すための対策に取り組んだほうがいいでしょう。

順を追って解説していくと、まず大事なのは、「アルコールを摂っているときに同量の水を補給する」ということです。

お酒を飲み過ぎると頭が痛くなることがあると思いますが、これは脳の血流が不足してしまっている証拠。飲んでいる段階で脱水が進んでいますから、飲みながら水分を補給し、体をケアしてあげるのです。

酔いが回って具合が悪くなってきたら、冷たい水を飲むのもおすすめです。

飲み過ぎて吐いてしまうことがあるのは、副交感神経の働きが低下し、消化管が麻痺することで、食べたものが逆流してしまうため。冷たい水を飲むと前述の「胃結腸反射」がうながされるため、腸が蠕動し、逆流を防ぐことができるのです。

もちろん、ここまでお話ししたのは、あくまでも不測の事態に備えてのもの。「酒は百薬の長」ともいいますが、アルコールの摂り過ぎは自律神経のバランスを崩す最悪の生活習慣と呼んでも過言ではありません。

できればほどほどにして、飲むときも水分補給をしながら賢く付き合うようにする――それもまた、むくみ知らずの生き方につながっていきます。

ちなみに、飲んだあとに熱いお風呂に入るのも禁物《きんもつ》。多量の汗をかいて脱水が進んでしまうため、不摂生《ふせっせい》を続けている人はさらに血流がドロドロになり、最悪の場合、脳梗塞《のうこうそく》や心筋《しんきん》梗塞《こうそく》を引き起こしかねません。

かといって、お風呂に入らずに寝るのに抵抗がある人もいるでしょう。その場合は、事前にしっかり水を飲んでから（二〇〇～三〇〇ミリリットル程度が目安）、三九～四〇度の、ぬるめのお湯に一〇～一五分ほど入るようにしてください。入浴後の水分補給も、もちろん大切です。

飲んでいるときも、寝る前も、朝起きても、しっかり水分補給——意識して水を飲むことが、アルコール対策の基本になるのです。

❖食後に眠くならない秘訣

水の摂り方を少し工夫するだけで、アルコールを飲んだときに限らず、日常の体調管理そのものがとてもスムーズになります。

たとえば、食後は副交感神経が働くため、体はリラックスモードになり、どうしても眠気に襲われます。大事な会議が午後に控えているときなどは、まさに睡魔との闘い。会議どころではなくなってしまい困る人も多いと思いますが、水の摂り方を工夫するだけで、食後の眠気を最小限に抑えることができます。

心がけてほしいポイントは、食前にしっかりと水を飲むということ。二〇〇〜三〇〇ミリリットルほどの水を飲んでから、ゆっくりと食事を摂るようにすると、不思議なことに食後、あまり眠くなりません。

ここでも注目してほしいのは、「胃結腸反射」です。

通常、食事をしているときには交感神経が働き、食後、消化管が動き出したところで副交感神経に切り替わり、それが眠気を引き起こします。もっといえば、この切り替わりが激しいときほど、そのギャップで眠気が誘発されるわけです。

食事の前に水を飲むことをすすめるのは、「胃結腸反射」であらかじめ腸を動かし、副交感神経の働きを高めておくことが狙いの一つ。そのうえで、ゆっくり食事を摂るようにすれば、食べている段階で消化も進んでいくため、副交感神経はさらに活発になります。交感神経も働きますが、同時に副交感神経も働き出すため、食後のギャップが生じにくくなるのです。

要は、ゆったりとリラックスして食べることで眠気は防げるのです。

逆にいえば、忙しいからとガツガツと丼物などを早食いしていると、食後に急激な眠気に襲われ、かえって仕事の能率は悪くなります。忙しいときほどゆっくりと食事を摂る、そうしたほうが能力は発揮しやすくなるのです。

この二つのポイントが守れるようになったら、できれば食べる量も抑え、「腹八分目」を心がけてください。

満腹になってしまうと、腸の消化吸収に大量の血液が使われてしまうため、相対的に脳の血流が減って、頭がボーッとしてしまいます。大事な会議の際には意識して食べる量を減らし、集中力を高めるといいでしょう。

誤解している人も多いのですが、たくさん食べれば、その分、たくさんの栄養が補給できるというわけではありません。栄養の吸収は腸の働きに左右されているのです。腸の健康さえしっかり確保していれば、少ない食事の量でも十分に栄養補給ができます。食べ過ぎと早食いは、百害あって一利なし、なのです。

ちなみに私は、こうした水分補給や食事の摂り方を実践しているため、どんなに退屈な会議であっても眠ってしまったことはありません。眠たくなるくらいの話であっても、いろいろな考えをめぐらせることができ、気持ちに張りが出てきます。

これも、むくみ知らずの生き方の秘訣です。

❖「これを食べたら体に悪い」の嘘

もう一つ、患者さんからの質問で多いのは、「何を食べたら健康になれるか？　むくみや便秘が解消されるか？」というものです。

「肉は体にいいのか、悪いのか？」「甘いものの摂り過ぎは体に毒か？」「ご飯とパンのどちらを食べたらいいのか？」「朝ごはんは食べたほうがいいのか？」……食事の摂り方をめぐって、いろいろな質問が寄せられますが、私自身は「あまりこだわる必要はありません」と答えています。

過ぎたるはなお及ばざるがごとし、何事もやり過ぎるとバランスが悪くなります。大事なのは、あくまでも自律神経の働きである、と理解してください。どんなに正しい食事法であっても、生活リズムが崩れていると、なかなか効果は現れません。

朝ごはんを食べることの良し悪《あ》しを論じる前に、慌ただしい朝の時間にほんの少しでも余裕を作ることを意識してはどうでしょうか。

食べるという行為は、たとえわずかであっても、心に余裕を生みます。栄養補給のためではなく、こうした余裕を得ることが、朝ごはんをすすめる理由の一つ。心の余裕は、栄養補給以上に、その人に活力をもたらします。

食べ物を消化するということ自体、副交感神経を使うことですから、交感神経が優位になりがちな現代人にとって、朝ごはんは心身をゆるませる絶好のチャンスなのです。

ですから、食べ過ぎが気になっている人は、無理にお腹を膨らませようとしたりせず、腸を動かすことを考えてください。

大事なのは量ではありません。一切れのパン、果物、ヨーグルト……少しでもいいので、食べ物を口に入れ、ゆっくりと嚙む、ゆっくりと味わう、ゆっくりと呼吸をする――こうした時間を意識して作ることが、むくみを取る最大の秘訣なのです。

こうして、ゆっくり食べるようにすれば咀嚼《そしゃく》の回数も増えますから、消化にもプラスに働きます。それに加え、口と一緒に表情筋が動くため、こわばっていた表情が和《やわ》らぎ、穏やかな気持ちで一日がスタートできるでしょう。

特別な食材やサプリメントを手に入れたり、調理に時間をかけたりする必要はありません。あれはダメ、これはダメと、「体によい食べ物」を選ぶことに神経をとがらせ、ストレスを感じる必要もありません。

いや、特定の食事法を実践する場合であっても、大事なのは心です。心がゆるんでいなければ、うまくいくはずはありません。

そう、副交感神経の働きを高めるために、食事の時間をうまく活用するのです。このポイントがわかると、食事に対する考え方はとてもシンプルなものになります。「何を食べたら健康になれるか？」で悩まされることもなくなっていくでしょう。

❖食べ方だけで糖尿病も改善

ゆっくり食べることは、ゆっくり呼吸し、ゆっくり生きるという、副交感神経が優位な生き方につながっていきます。

たとえば、糖尿病、高血圧症、高脂血症などの生活習慣病を思い浮かべてください。これらの病気に共通しているのは、血流が停滞し、血管の内皮が様々な形で傷つけられることです。

血流をコントロールしているのは自律神経ですから、生活習慣病の根本原因は自律神経の乱れにあるといっても過言《かごん》ではありません。実際、こうした患者さんの自律神経の働きを数多く計測してきましたが、例外なく交感神経が優位になっていました。要するに、ストレスによって症状を悪化させているのです。

それが現実であるにもかかわらず、問題は治療が投薬中心であるという点です。薬には症状を抑える効果があったとしても、対症療法に過ぎません。

血流の停滞を改善するには、生活習慣を改善し、副交感神経の働きを優位にしていく必要があります。

意外に思うかもしれませんが、**自律神経のバランスを整え、むくみを取り除いていけば、生活習慣病の諸症状は、嘘のように改善していくのです。**

その理由は簡単。副交感神経には、ストレスによって収縮していた血管をゆるめ、血流を改善させる働きがあるからです。

たとえば糖尿病の場合、交感神経が過剰なままだと、食事のコントロールに取り組んでも、思うような改善効果は得られません。

生活習慣病なのですから、まずは文字通り生活習慣を見直し、もう少しゆったりと、副交感神経が優位な、血のめぐりがよくなる生き方にシフトしていく……食事のコントロールも投薬も、そうした切り替えによって、初めて効果が出てくるのです。

高血圧症にいたっては、まさに血管が収縮することで血圧が上がるわけですから、副交感神経を優位にすることが一番の対策といえます。軽度の症状であれば、降圧剤に頼らなくても、かなりの割合で治癒していくでしょう。

どちらにしても、大事なのは生き方の見直しです。血糖値や血圧がむやみに上がってしまうような生活スタイルに、まず目を向けてください。

仕事で無理をしているのなら、ほんの少しテンポを落とし、ゆっくりと食事をする時間を作るようにすることです。心に余裕があったほうが能率は上がるのですから、これまでよりもラクに仕事を進めていけるはずです。

そうした工夫《くふう》や心がけに治癒のカギがあることを理解せず、形ばかりの食事制限をしたとしても、うまくいくはずはありません。問題を解決する方法は、案外と簡単なところにあるのです。

私は、食事療法や投薬治療が悪いといっているわけではありません。肝心のところが抜け落ちてしまっているため、うまくいくものもうまくいかない、そういっているのです。医者のいうことを必要以上にありがたがったりせず、物事の根本を考えていきましょう。

❖なぜ果物がむくみに効くのか

ちなみに、高血圧の原因に塩分の摂り過ぎが挙げられることがありますが、ここにはむくみの問題も深く関与しています。

まず、高血圧と塩分の関係について考えていきましょう。

食生活で塩分を摂り過ぎ、ナトリウムが体内に増えると、私たちの体は塩分濃度を下げるために、体内に水分を溜め込もうとします。塩をたくさん摂るとのどが渇くのもそれゆえですが、血液の主成分も水である以上、水分の増加は血液中でも起こります。それが血圧を上げることにつながるのです。

お気づきのように、こうしたナトリウム過剰はむくみにもつながっていきます。その意味でも、塩分の摂り過ぎは控えたいところですが、むくみが気になる人はカリウムを多く含んだ食品を摂ることも心がけてください。

カリウムにはナトリウムを体外に排出させる働きがあるのに加え、たまった水分を排泄する利尿作用があるからです。

そして、カリウムを多く含む身近な食品としておすすめなのは、何といっても果物《くだもの》。古くから「朝の果物は金、昼は銀、夜は銅」といわれているように、リンゴやバナナだけでも朝ごはんに食べる習慣をつけると、それだけで体質改善につながっていくのです。

このほかにも、アボカド、ホウレンソウ、モロヘイヤ、キュウリ、ナス、ジャガイモ、サツマイモ、キノコ類、鶏のささみ、玄米、海藻《かいそう》などに、カリウムは多く含まれます。これらの食材を調理に積極的に用いるのもいいでしょう。

また、むくみの改善という点では、食物繊維《しょくもつせんい》を多く含んだ食材もおすすめです。

食物繊維には、不溶性（水に溶けない）と水溶性（水に溶ける）の二つのタイプがあり、不溶性食物繊維は穀類、野菜、豆類などに、水溶性食物繊維は昆布《こんぶ》、わかめ、こんにゃく、果物、サトイモなどに含まれています。

不溶性食物繊維は胃や腸でふくらみ、腸を刺激することで便通をうながす特徴が、水溶性食物繊維は粘り気があり、胃腸をゆっくり移動するため糖質の吸収がゆるやかで、お腹を空《す》きにくくする特徴があります。

便秘気味の人は不溶性を、体重を減らしたい人は水溶性を意識して摂るようにするのもいいかもしれません。

いずれも「これを食べなければ健康になれない」というものではありませんが、こうした食材を上手に取り入れれば、血流の停滞が解消され、むくみも取れます。結果的に、生活習慣病の予防や改善にもつながっていくでしょう。

❖ヨーグルトを使った朝食レシピ

おすすめの食材としては、もう一つ、ヨーグルトも挙げられますが、気をつけたいのは、人によって自分に合うヨーグルトの種類が異なるという点です。

それぞれのヨーグルトに含まれる乳酸菌の種類や数などが違ってくるからですが、自分に合わないものを数日食べると、お腹が張る感じがしてきます。

でも、そこで「ヨーグルトは体に合わない」と決めつけないことです。選んだヨーグルトと相性が悪いだけかもしれないので、市販のヨーグルトを食べ比べながら、お腹が違和感を覚えないものを見つけるようにしてください。

違和感のないヨーグルトというのは、要するに、乳酸菌の相性がいいということ。できればこうしたヨーグルトを、毎日一〇〇～二〇〇グラム摂るようにしてください。砂糖の入っていないプレーンのヨーグルトに、乳酸菌のエサになるオリゴ糖や、整腸作用に優れたハチミツなどをかけて食べるのもいいでしょう。

ヨーグルトの効用は、いうまでもなく腸内環境を整えることにあります。あなたのお腹と相性のいい乳酸菌が送り込まれることで、お腹の調子がよくなり、便秘だった人はお通じがとてもスムーズになるはずです。

腸内環境が整っていけば、血流の停滞が改善され、「自律神経の安定↓『むくみ腸』の解消」につながることはいうまでもありません。

最近では、朝食にいくつかの果物や野菜をミキサーなどでジュースにして摂る人が増えていますが、これにヨーグルトを加えるのもいいでしょう。参考までに、いくつかヨーグルト入りジュースのレシピを紹介しておきます。

レシピ①
リンゴ（半分）、バナナ（二分の一本）、ヨーグルト（二〇〇グラム）、ハチミツ（小さじ一）、水（ミキサーに合わせて適量）

レシピ②
リンゴ（半分）、ニンジン（三分の一本）、小松菜（一株）、ヨーグルト（二〇〇グラム）、ハチミツ（小さじ一）、水（ミキサーに合わせて適量）

レシピ③
きな粉（大さじ二杯）、ヨーグルト（二〇〇グラム）、ハチミツ（小さじ一）、水（ミキ注意したいのは、「ゆっくり飲む」ということ。ジュースにすることで摂りやすくなるぶん、急いで飲んで会社に向かうというパターンになりがちですが、自律神経のバランスを整えることが本来の目的なのです。

テレビ、新聞、インターネットを見ながらでも構いません。できれば一〇～一五分ほど時間をとり、少しずつ口に含んで、噛むようにして摂りましょう。そのほうが腸の消化吸収がうながされ、むくみ解消効果が高まるはずです。

❖下剤よりもおすすめの薬とは

私は便秘外来を開設して二〇年近くになりますが、受診する患者さんは、長年にわたって強度の便秘に苦しんできた人たちばかりです。

通常、医療機関で診察を受けると下剤がすすめられるケースがほとんどですが、私は基本的に下剤は処方しません。前述したように、下剤に頼って溜まった便が排泄できたとしても、一時的なものに過ぎないからです。

便秘の人は、間違いなく腸の蠕動運動が低下してしまっています。

腸の蠕動は副交感神経が優位なときに活発になりますから、日常生活でリラックスできない交感神経の優位な状態が続けば、便秘になるのは当然のこと。食べたものより、生活のリズムや精神的なことのほうが便秘の要因になりやすいのです。

この本で繰り返してきたように、問題は自律神経のバランスを整え、「むくみ腸」を改善することにあるわけですが、強度の便秘に悩まされている人は、「このつらさから一刻も早く逃れたい！」と、必死の思いでやってきます。

しかし、そうした人の強力な助っ人となるのは、下剤ではなく整腸剤です。

整腸剤は、乳酸菌のように腸に有用な菌を摂取できる薬で、いわゆる善玉菌を腸に送り込むという点ではヨーグルトと変わりません。ただ、医薬品として認可されているように、その効き目はまったく違います。

「いろいろなことを試したのに便秘がいっこうに治らない」という人は、腸内環境を整えることがうまくできていません。それを短い期間で改善してくれる秘密兵器が整腸剤だとイメージしたらいいでしょう。

要するに、腸内細菌もバランスが大事なのです。便秘がひどいという人に限らず、心身のむくみを感じている人には、腐敗を引き起こす悪玉菌が増え、そのぶん善玉菌（ビフィズス菌や乳酸菌など）の割合が減少しています。

腸内細菌は食べ物の消化を助けてくれる役割がありますが、とりわけ優れた働きを見せてくれるのがビフィズス菌や乳酸菌だと考えてください。そのため、これらの菌の割合が減れば摂取した栄養素が十分に消化吸収されなくなりますから、しっかり食べていても低栄養状態に陥り、腸の蠕動もますます低下してしまいます。

また、腸のなかには十分に消化しきれなかった栄養素が残り、長くとどまることで腐敗が進みます。要は、この腐敗を起こす菌が悪玉菌なのです。

腐敗した栄養素は毒素を出し、血液を汚すことで、むくみの要因にもなります。こうしてめぐりめぐって、結局は、「むくみ腸」の問題につながっていくのです。

便秘がそこまでひどくないという人は、前章で述べてきたような「六の法則」を実践するだけで腸のむくみは十分改善されていきますが、仕事が重なってハードな毎日が続いているときなどは、整腸剤を使って腸内細菌を助けてやるのも一つの方法です。

整腸剤を、下剤と同じようにその場しのぎに使うのではなく、腸のむくみを取り、自律神経の働きを回復させるために使うのです。

ただ、リズムを取り戻すことができれば、こうした秘密兵器に頼る必要もなくなっていきます。あくまでも急場しのぎの一策として考えるといいでしょう。

❖「むくみ腸」を解消する漢方薬

この章の最後に、薬との賢いつきあい方についても触れておくことにします。

医師の処方する薬には、体の痛みや不調を抑えたり軽減したりする効果がありますが、下剤のところでも述べたように、それは一時的なもの。あまり頼り過ぎると効かなくなり、副作用の問題も出てきます。

前述した整腸剤などで腸内環境を改善しつつ、むしろ伝統的な漢方の知恵に注目したほうが、自律神経のバランスは整い、むくみは解消されやすくなります。

ここでいう漢方とは、中国から伝わり、日本で独自に発展した伝統医学であり、中国に漢方と呼ばれるものがあるわけではありません（「中医学」と呼ばれ、区別されています）。

ここで大事にされているのは、「どんな病気も体全体のアンバランスによって生じたもの」という考え方です。そのアンバランスを整え、私たちが本来持っている自然治癒力を高めるために漢方薬が用いられているのです。

こうして見ると、私のむくみに対するとらえ方も、漢方により近いといえるかもしれません。実際、体の冷えやだるさなど、西洋医学では対応できない症状に対して有効ですから、漢方に理解のある現場の医師は少なくありません。日本の開業医の約八割が漢方薬を処方しているというデータもあるようです。

肝心の「むくみ腸」の解消については、次の漢方薬を選ぶといいでしょう。

大建中湯（だいけんちゅうとう）
腸管の運動を亢進《こうしん》する作用や、腸管の血流量を増やす作用があり、腹部の膨満感《ぼうまんかん》を解消するのに有効です。

当帰四逆加呉茱萸生姜湯（とうきしぎゃくかごしゅゆしょうきょうとう）
血流をスムーズにする働きがあり、「むくみ腸」はもちろんのこと、冷え性などの改善にも効果が期待できます。

防風通聖散（ぼうふうつうしょうさん）
血流をスムーズにし、毒素を排出する働きがあるほか、お腹に溜まった余分な脂肪を燃焼させる効果も期待できます。

注意したいのは、漢方もまた「自分の体に合ったものを服用することで初めて効果が得られる」という点です。不十分な知識のまま漢方薬を服用しても、かえって体調を崩してしまいかねません。

漢方に関心のある人は、まず医師に相談し、きちんとした処方箋《しょほうせん》に基づく「オーダーメイド漢方」を服用するようにしてください。うまく取り入れていくことで、むくんだ生き方が、スムーズに改善されていくはずです。

この章のポイント

①むくみを遠ざけるポイントは、一・五リットルの水を一日かけてこまめに飲むこと。
②便秘解消におすすめは、早寝早起きして、朝、コップ一杯の水を飲むこと。
③飲酒時に同量の水を補給すると、悪酔いを防ぐことができる。
④忙しいときほどゆっくりと食事を摂ると、能力が発揮しやすくなる。
⑤腸内環境を整えると血流の停滞が改善され、自律神経が安定し、「むくみ腸」は解消する。

第四章　むくみ知らずに生きる運動術

❖腸を心地よく刺激するストレッチ

ここまで食事の摂り方を中心に「むくみ知らずの生き方」について考えてきましたが、体を動かすこともとても重要です。

ただ、それは「食事も大事ですが、運動もしっかりやりましょう」といいたいわけではありません。むしろ、間違った運動の仕方で体に余計な負担をかけてしまっているケースが多く見受けられます。

簡単にいえば、そうした余計な負担を減らし、忙しい日常のなかでも無理なくできる運動を実践していくことが大事なのです。たくさん体を動かせば、代謝がアップして、健康になり、痩せられる、というわけではないのです。

では、まず何を始めたらいいのか？　この本で繰り返し強調してきたのは、「すべては腸のむくみに集約できる」という点です。むくみを取る効果的な運動はいくつかありますが、「腸のむくみ取り」が最も重要であると考えてください。

その腸のむくみを取るうえで大事なのは、何といっても食べ方。第二章で紹介した「六の法則」のような食事のリズムが基本になりますが、ここに細胞（セル）を活性化させ、血流をアップさせることを目的にした科学的トレーニング・メソッド、「セル・エクササイズ」

を加えると、腸が外側から刺激され、改善効果はさらに高まります。

これは身体機能と自律神経機能を同時に強化するトレーニングで、医学的根拠に基づいたものです。

論より証拠、数ある「セル・エクササイズ」のなかから、腸を効果的に刺激する次の三つのエクササイズにトライしてみてください。私は「腸ストレッチ」と呼んでいますが、どれも簡単で即効性があり、むくみの改善はもちろん、便秘の解消などにも役立ちます。

①腕ひねり腸ストレッチ

頭上で手を交差して合わせせることで指先と肩甲骨《けんこうこつ》がつながり、そのまま上下左右に動かすと脇腹がとてもよく伸びます。脇腹と一緒に腸も動くため、お腹を直接触らなくても、ラクにマッサージ効果が得られます（九〇ページの図表２参照）。

②お腹つかみ骨盤まわし

最近、腸のマッサージ（腸もみ）を実践する人が増えてきましたが、ただ漫然とお腹をもむだけでは十分な効果は得られません。便が詰まりやすい部位をもみほぐし、さらに骨盤をまわすことで、「むくみ腸」は改善されやすくなります（九一ページの図表３参照）。

●図表２　腕ひねり腸ストレッチ

①脚を肩幅に開き、バンザイをした状態で手の平を外側に向け、交差させて手の平を合わせる。
②上半身を前に倒し、その後、後ろに反らせる。

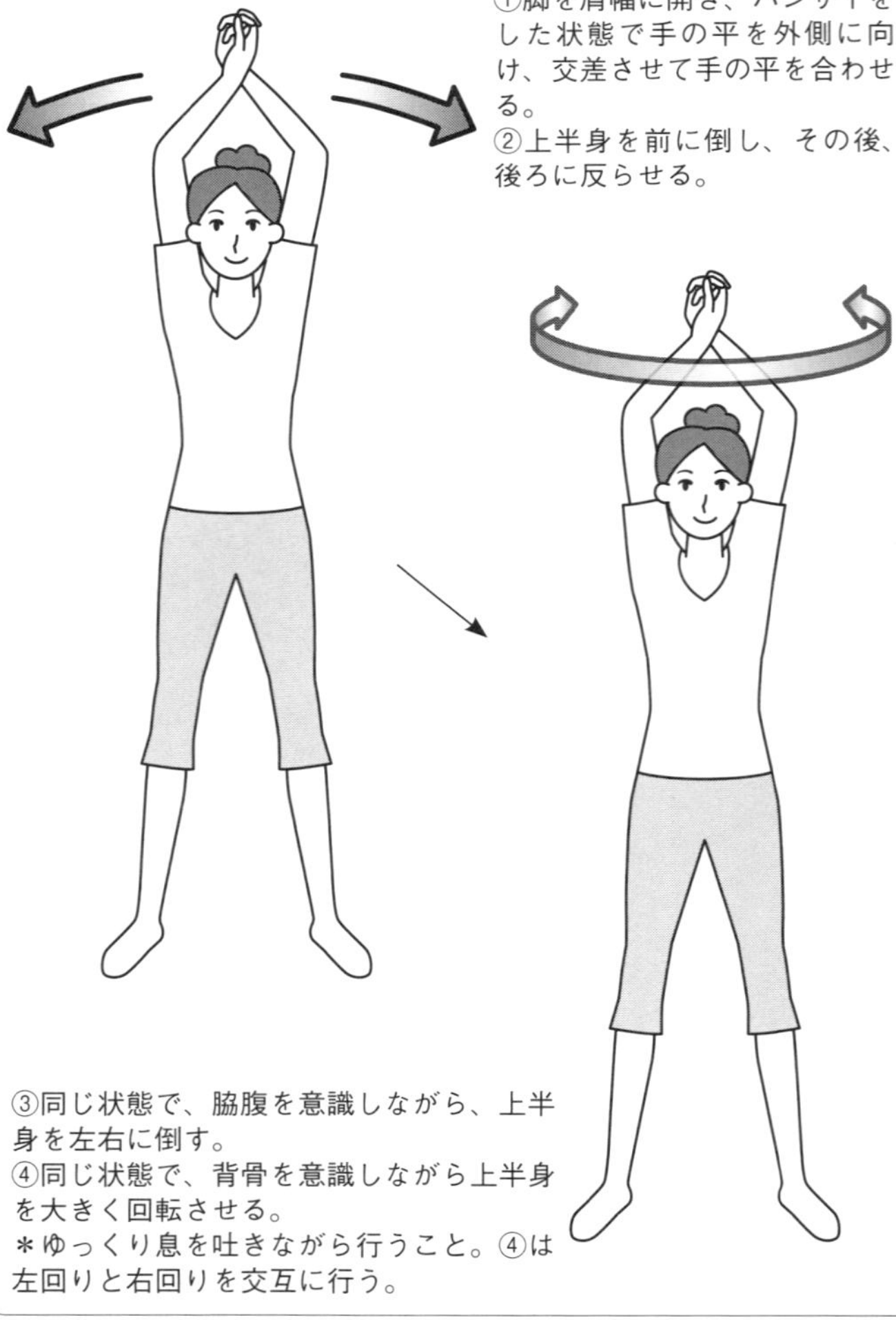

③同じ状態で、脇腹を意識しながら、上半身を左右に倒す。
④同じ状態で、背骨を意識しながら上半身を大きく回転させる。
＊ゆっくり息を吐きながら行うこと。④は左回りと右回りを交互に行う。

●図表3　お腹つかみ骨盤まわし&くびれ腸マッサージ

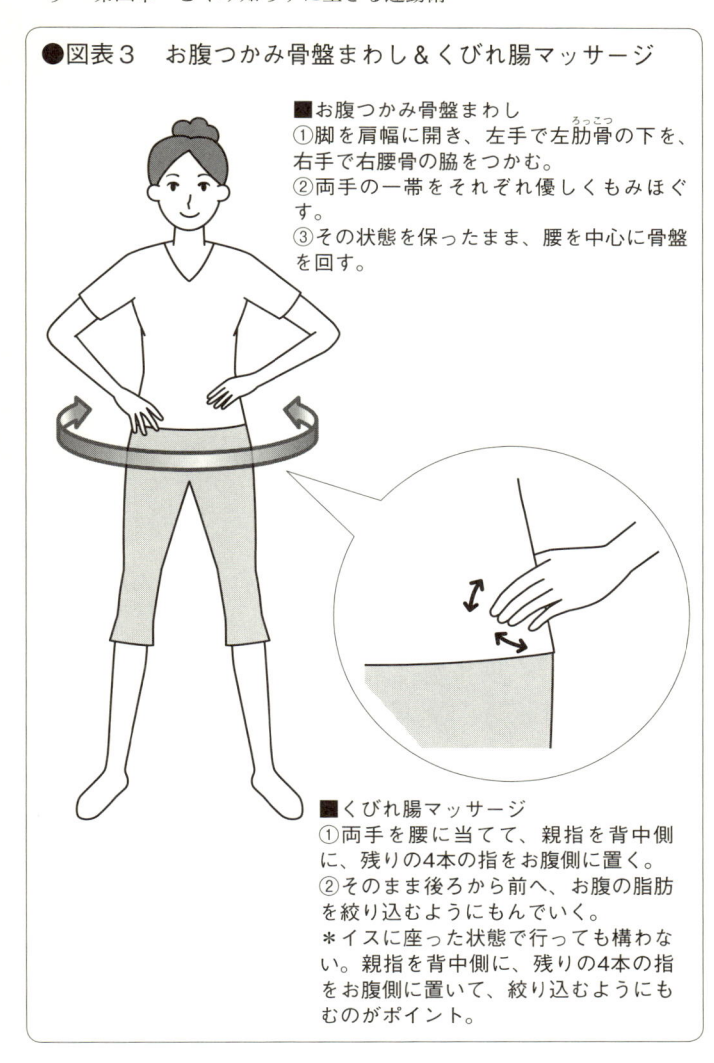

■お腹つかみ骨盤まわし
①脚を肩幅に開き、左手で左肋骨《ろっこつ》の下を、右手で右腰骨の脇をつかむ。
②両手の一帯をそれぞれ優しくもみほぐす。
③その状態を保ったまま、腰を中心に骨盤を回す。

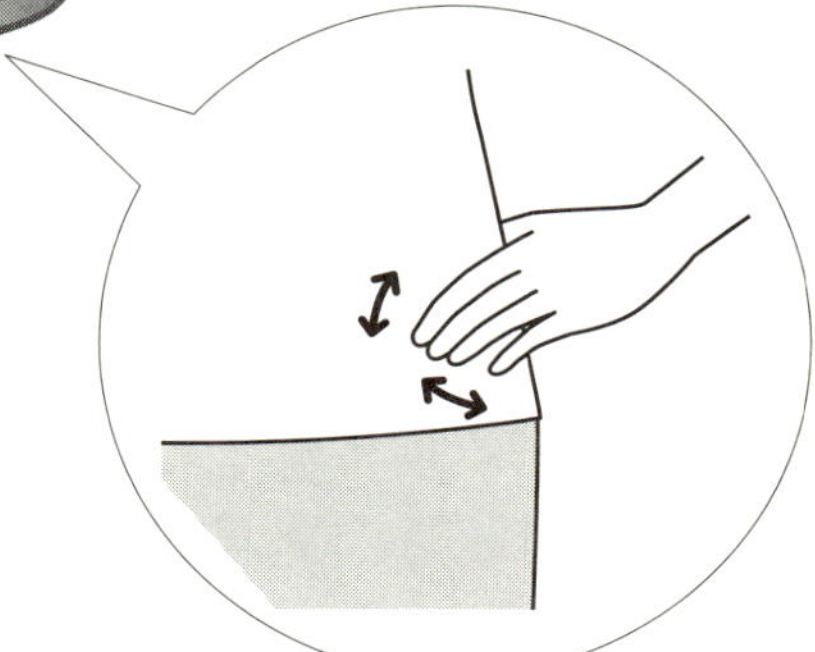

■くびれ腸マッサージ
①両手を腰に当てて、親指を背中側に、残りの4本の指をお腹側に置く。
②そのまま後ろから前へ、お腹の脂肪を絞り込むようにもんでいく。
＊イスに座った状態で行っても構わない。親指を背中側に、残りの4本の指をお腹側に置いて、絞り込むようにもむのがポイント。

③くびれ腸マッサージ

これも腸マッサージのアレンジになりますが、両手で腰を押さえ、後ろから前へお腹の脂肪を絞り込むようにもんでいくと、ウエストの引き締め効果も得られます。イスに座ったままでもできる、とてもラクな方法です（九一ページの図表3参照）。

詳しいやり方は九〇～九一ページの図表2～3で解説していますが、どれも簡単なので、一度覚えてしまえばいつでもどこでも実践できるはずです。忙しい仕事の合間など、「ちょっとむくんでいるな」と思ったら、気分転換も兼ねてトライするといいでしょう。

❖便が溜まる四ポイントの攻略法

この三つの「セル・エクササイズ」だけでも「むくみ腸」は改善されていきますが、時間がある人は、お腹全体をもむことを常に心がけるようにしてください。

といっても、漠然ともむだけでは効果が半減することはお伝えした通り。

便が溜まる場所である大腸は、図表4に示したように、「上行結腸《じょうこうけっちょう》→横行結腸《おうこうけっちょう》→下行結腸《かこうけっちょう》→S状結腸→直腸」という五つの部位に分けられます。

●図表4　便が溜まりやすい4つのポイント

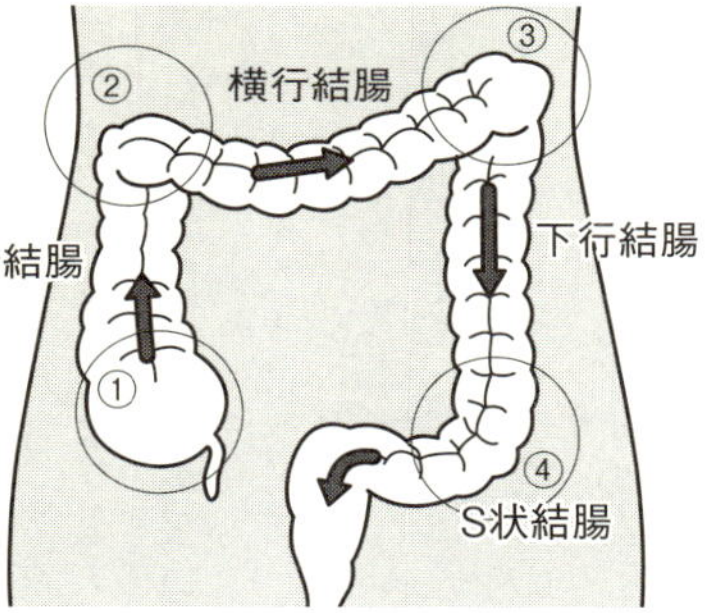

大腸は、上行結腸→横行結腸→下行結腸→S状結腸→直腸という5つの部位に分けられます。このうち、小腸と大腸をつなぐ上行結腸の入り口あたり（①）、横行結腸の両端の曲がった部分（②③）、下行結腸からS状結腸にかけての部分（④）で便が溜まりやすい。

このうち便が溜まりやすいのは、小腸と大腸をつなぐ上行結腸の入り口あたり、横行結腸の両端の曲がった部分、下行結腸からS状結腸にかけてです。外側から見た場合、腰骨の両脇と肋骨《ろっこつ》の真下の四つのポイントが該当します。

前述の「お腹つかみ骨盤まわし」では、なかでも便が溜まりやすい左肋骨の下と右腰骨の脇のマッサージをおすすめしましたが、長時間のデスクワークのように同じ姿勢が続くと、四つのポイント全体が動かなくなり、便が自然と溜まっていきます。

日頃から三つの「セル・エクササイズ」を実践しておくと、便のつまりが解消されやすくなりますが、ストレスが大きいときは油断は禁物《きんもつ》です。「むくんでいるな」と感じたら、両手を脇腹に当てて、この四ヵ所をこまめにもみほぐすようにしてください。

意外と知られていませんが、この一帯には「天枢《てんすう》」「大横《だいおう》」「大巨《だいこ》」「関元《かんげん》」など、腸を刺激して便通をうながし、むくみを取り除くツボ（経穴《けいけつ》）が密集しています。

名前や働きをいちいち覚える必要はありません。ただ両手を使ってお腹をゆっくりともむ習慣をつけるだけで、漢方や中医学でいう「気と血の流れ」が改善され、自律神経のバランスも自然と整いやすくなります。

もちろん、便秘の自覚がない人であっても、不摂生をすれば腸はむくんで、そのぶん気力や体力は減退してしまいます。

すべては腸のむくみに集約されるのですから、調子が出ないときほどお腹を意識し、少しでも腸が蠕動しやすい状態に整えていくようにしてください。

この**便が溜まりやすい四つのポイントは、実はウォーキングをするだけでも、自然とほぐれます。とりわけおすすめなのが、階段の上り下り。やや前傾姿勢の状態で太ももを上げ下げすることは、腸のなかの滞りを取り除くのにもってこいなのです。**

階段の上り下りというと、運動不足の解消にすすめられることが多いですが、大事なのはあくまでも腸のむくみの解消です。腸のために階段を使うことを心がけると、体を動かすことの意味も変わってくるでしょう。

❖むくみ解消に運動は必要なのか

ここまで、いつでもどこでもできる「むくみ腸」解消の運動術を紹介してきましたが、読者の皆さんのなかには、「たったこれだけで本当にむくみが取れ、体調がよくなるのか？」と、疑問に思った人もいるでしょう。

もちろん「たったこれだけ」で十分に効果は得られますが、他にあえて大事なポイントを挙げるとしたら、「漫然と続けていたことをやめ、体にとって当たり前のことを続ける」、このことに尽きるでしょう。

たとえば、健康のためにジョギングやランニングを実践している人も多いでしょう。最近では、東京マラソンのようなイベントが人気を集めているので、フルマラソンにトライする人も増えているようです。

楽しんでトライしている人に横やりを入れるつもりはありませんが、注意してほしいのは、「運動機能を高めることと健康を維持することは別だ」ということです。

運動機能が高まれば、アクティブにいろいろなことにチャレンジができ、そのぶん自信もつきます。それが仕事への活力につながることにもなるはずですから、スポーツを楽しむ人の気持ちもよくわかります。

その一方で、むくんだ生き方を何とかしたい、つまり「もっと痩せたい」「健康診断の数値を基準値に戻したい」と思って運動に取り組む人もいます。

こうした人たちは、日常のストレスで自律神経のバランスが崩れ、副交感神経の働きが低下しています。四〇歳以上の中高年世代であれば、加齢とともにこの傾向に拍車がかかりますから、なおさらです。

一方、ジョギングやランニングは運動量が多いため、呼吸が速く浅くなり、急に始めると副交感神経の働きは落ちてしまいます。

それだけではありません。呼吸の速く浅い状態が続くと細胞に酸素が送れなくなるため、末梢《まっしょう》の細胞のなかには死んでしまうものも出てきます。もちろん、血流も悪くなるので、血液や細胞にとってはこのうえないストレスなのです。

つまり、激しいスポーツをいきなり始めると、かえって体にダメージを与えてしまう……健康維持を目的に考えた場合、むしろ逆効果になることがわかるでしょう。

健康を維持したいのなら、後述するウォーキングのように、呼吸が速く浅くならない運動を心がけるべき。ここが最大のポイントです（もちろん、個人差がありますから、いままで続けてきて元気に過ごしている人は、無理にやめる必要はありません）。

私は、これまでの章で述べてきた食事の摂り方、具体的にいえば「六の法則」に代表される食べ方のリズムさえ整えておけば、人はそうそう体調を崩すことはない、十二分に健康に生きていけると考えています。

その意味では、健康の基本となるのはあくまでも食事。運動は二の次といっても間違いではありません。適度な運動はもちろん必要ですが、わざわざハアハアと息があがるような努力をする必要はないのです。

こうした急に激しく走ることの問題点に限らず、私たちはこれまでのスポーツの常識に縛られ、無自覚なままに体をいじめている面があります。また日常生活にも、こうした「無駄な動き」は少なからず見られるでしょう。

すなわち、よかれと思って続けていること、何となく続けていることのなかに、むくみの原因がたくさん転がっているのです。次の項からは、こうした問題を取り上げつつ、体を動かし、体調管理をすることの意味を考えてみることにしましょう。

❖ジョギングよりウォーキングを

私は、**「適度な運動＝呼吸が浅く速くならない運動」としてとらえていますが、その代表は何といってもウォーキングです。**

息を切らし汗をかくジョギングやランニングのほうが、何か運動をしたような気分になれるかもしれませんが、実際に健康効果があるのは、実はウォーキングのほうなのです。

そんなふうにいうと、ビックリする人が多いかもしれません。しかし、自律神経のバランスを重視した場合、激しく動くことより、ゆっくり動くことのほうがプラスになります。交感神経が優位な生き方をしている人は、とりわけ「ゆっくり」を意識したほうがいいでしょう。


交感神経が優位であるということは、血管が収縮して緊張が持続している状態です。これがあまり続くと血流が停滞し、心も体もむくみはじめますから、忙しい人ほど「ゆっくり」を心がけるべきなのです。


できれば背筋をしっかりと伸ばして、胸を張り、ゆっくりと歩く——こうしたウォーキングを実践するようにしてください。

背筋を伸ばすことをすすめているのは、そのほうが気道が開き、酸素を肺に取り入れやすくなるから。無理に力んで姿勢をよくしようとすると逆効果ですから、気道を確保するということを意識するようにしてください。

初めのうちは、ほんの一駅、歩く時間を延ばすだけでも構いません。忙しいときほどゆっくりする時間を作り、歩くことを心がけてください。すると副交感神経が働き、単純にリラックスできるのはもちろん、視野が狭くなっていた自分に気づき、新しいアイデアがふっと湧いてくるものです。

逆にうつむいて歩いてばかりいると、気道が狭くなり、酸素がうまく取り込めなくなります。これではいくら歩いても、なかなかいいアイデアは湧きませんし、文字通り、前向きになることもできないでしょう。

ですから、ぜんぜん難しいことではありません。この程度の簡単なことだけを意識し、慣れたら歩く量を少し増やすようにする。たったこれだけで、「適度な運動」になるはずです。

体にいいと思って頑張っていた激しい運動を思い切ってやめてみる。そのほうが、健康レベルは上がっていくでしょう。続けていけばわかりますが、ゆっくり歩くことは、最高の健康法なのです。

❖ゆっくり呼吸で「ゾーン」を作る

ゆっくり歩くことが意識できるようになったら、その延長でゆっくり呼吸することも意識するようにしてください。

ゆっくり呼吸をするとリラックスできるのは、前述したように、酸素の摂取量が増え、血管が拡張し、副交感神経の働きが優位になるためです。呼吸するほどに体は副交感神経モードになるのですから、ストレスを感じるときほど心がけるべき。そうすることで心身が落ち着き、実力が発揮しやすくなります。

ヨガ、坐禅《ざぜん》、太極拳《たいきょくけん》など、古今東西《ここんとうざい》、心身を活性化させる様々な修行法《しゅぎょうほう》が編み出され、継承されてきましたが、そこには必ずといっていいほど「ゆっくり深く呼吸すること」が取り入れられています。

自律神経という言葉すらなかった時代から、こうした呼吸法が尊《とうと》ばれてきたのは、そこに眠っていた能力を引き出す秘密が隠されていると認識されていたからでしょう。こうした呼吸法を極めるには長年の修練が必要ですが、簡易なやり方でも、そのエッセンスを学び、日常に活かしていくことは可能です。

たとえば私がすすめている呼吸法は「四秒吸って八秒吐く」、たったこれだけです。

まずゆっくりと四秒息を吸い、その後、倍の時間、八秒息を吐く——腹式でやるか胸式でやるか、鼻で吸うか口で吸うかなど、細かいことは一切考えず、ただやりやすい呼吸の仕方で、この「四《よん》・八《はち》呼吸」を繰り返してください（図表5参照）。

回数もこだわる必要はありませんが、やっているあいだ、途中で息を止めてしまわないこと。というのも、副交感神経の働きを高め、血流をうながし、末梢の血管にまで酸素を送り届けることに最大のポイントがあるからです。途中で息を止めたり、不規則になってしまったりすると、血流が滞ってしまい、リズムも乱れてしまいます。

●図表5　すぐにリラックスできる「四・八呼吸」

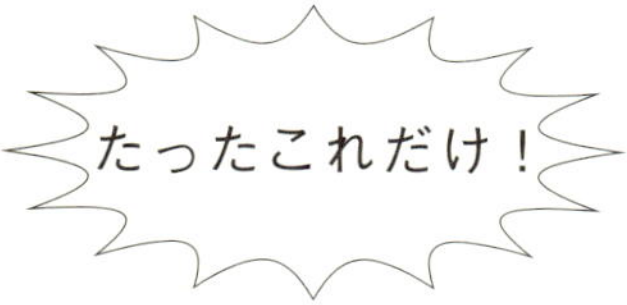

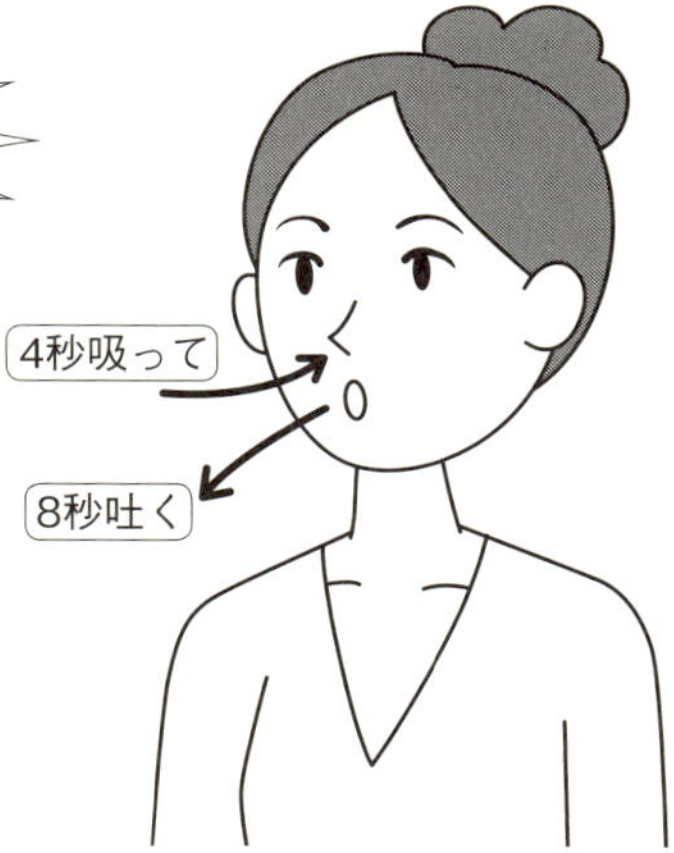

①ゆっくりと4つ数えながら息を吸う
②同じくゆっくりと8つ数えながら息を吐く

リラックスしたいときに、この呼吸法を数回繰り返すのがおすすめ。細かいテクニックや回数にこだわらないほうが効果が高まる。

実際、末梢血管の血流量を測定する「ドップラー血流計」という機器を用いると、息を止めると同時にサーッと血流が引いていく様子が確認できます。

数値に表せるくらいにハッキリしたことですから、呼吸の影響がただの感覚ではないことは、科学的にも実証できる事実です。とにかく息を止めてしまっただけで血液が流れにくくなり、体は緊張しはじめることを覚えてください。

逆にいえば、難しい理屈を考えず、頭を空っぽにして呼吸を繰り返すだけで、全身に血はめぐっていく。これを続けていけば、徐々に体がゆるみ、心が自然に落ち着いてくるのが実感できるようになるでしょう。

こうした効果を信じ、忙しいときでも焦《あせ》っ

たりせず、ほんの三〇秒、ゆっくりと呼吸を繰り返してみてください。

頭のなかで「リラックスしよう、リラックスしよう」と思っても、リラックスできるわけではありません。何も考えず、四秒吸って八秒吐く……短い時間でも構わないので、ただ同じリズムで呼吸を続けていくのです。

こうして緊張状態のなかでも気持ちが落ち着き、深くリラックスできた状態を、スポーツの世界では「ゾーン」と呼んでいます。この「ゾーン」ができると集中力が高まり、仕事でもミスをしにくくなります。プレッシャーのかかる状況でも心が押しつぶされたりせず、ピンチを楽しむ余裕も出てくるでしょう。

私がプロスポーツ選手に指導しているのも、この「四・八呼吸」を繰り返すことだけ。特別な経験が必要なわけでも、才能が求められるわけでもありません。お金もかからず、どこでもできる、ごく簡単な方法です。

「ゾーンのような特別な状態が簡単に作れるはずはない」と、心のどこかで決めつけてしまっていませんか？　そう思っているかぎり、交感神経を上手にゆるめることができず、いつまでもむくんだ状態が続いてしまうでしょう。

❖「医者の不養生」からの脱出法

かくいう私も、「ゆっくり呼吸」を心がけ、自分の生き方や仕事のしかたが大きく変わったという体験をした一人です。

もともと私は仕事が大好きでしたから、朝から晩まで動き回っていました。が、そうやって精力的に働けば働くほど、疲労がたまって体調が悪くなり、ここ一番で頑張りたいときに踏ん張れなくなっていました。

いまにして思えば、その頃の私は、自律神経のバランスに無自覚で、血流が停滞し、心も体もむくんでしまっていたのでしょう。

こうした慢性的な体調不良やメンタルの低下は、一般的には改善が難しく、様々な病気につながっていくと考えられています。私もこの本でお伝えしている内容を知る機会がなかったら、どこかで体を壊し、いまごろ大きな病気に苦しんでいたかもしれません。

「医者の不養生《ふようじょう》」とはよくいったものですが、かつての私に限らず、大部分の医者は自分の健康管理に無関心なところがあるようです。自分の体調をコントロールするコツを十分に身につけていない人が、患者さんの体調を気遣い、病気を治そうとしているわけですから、考えてみればおかしな話です。

ただゆっくりと呼吸をする、生活のリズムを整える……わかってしまえば、体調を管理する方法はとても簡単です。むくんでいる自分の姿を実感し、そこから脱け出すための小さな努力を始めてください。

❖交感神経を上手に利用する技術

これまで副交感神経の働きを優位にすることばかり強調してきましたが、交感神経が「諸悪の根源」というわけではありません。

体にとってはどちらも必要な神経で、互いに補完し合っている関係ですから、交感神経が働かなくなれば、それはそれで大きな問題でしょう。

交感神経ばかりを使い過ぎている現代人ですが、リラックスのコツがつかめてきたら、もう安心。今度はここぞというときに、胸を上下に揺らしながら、浅い呼吸を繰り返してみてください。それだけでテンションが上がり、やる気が湧いてくるのがわかるでしょう。

ポイントは呼吸の速さです。呼吸法のコツについて、あれこれと学ぶ必要はありません。ただいつもより速く呼吸してみるのです。

これに対し、もっと落ち着いて、どっしり構えたいときは、これまで述べてきたようにゆっくりと呼吸する。意識して交感神経を使ったら、そのぶん副交感神経を使う。呼吸を意識することで、この使い分けが可能になります。

つまり、**息を速くするか遅くするか、こうした単純な行為だけで、メンタルをいかようように**

もコントロールできる。前に進むときはアクセルを踏み、動きを止めるときはブレーキを踏む――こうした緩急《かんきゅう》をつけた生き方には、呼吸が深く関わっているのです。普段、何気なく行っている呼吸に、生きることの本質が込められていることになります。

そこで、文字通り息を整えながら、少しずつ極意《ごくい》をつかみとっていきませんか？　極意といっても、速く吸うか遅く吸うか、誰でも実践できることが基本ですから、決して特別なことではありませんので。

なお、呼吸とメンタルの背景には、肺の働きが深く関わっています。呼吸をすると肺の胸腔《きょうくう》という場所の内圧が上がったり下がったりしますが、それが「血流↓自律神経の働き」に影響しているからです。

正確にいうと、胸腔には圧力をキャッチする受容体があり、これが静脈の血液量をコントロールしていることがわかっています。つまり、呼吸量が少ないと交感神経が働き、血管が収縮する。これに対し、呼吸量が多いと副交感神経が刺激され、血管は拡張する。こうした仕組みを理解すれば、気持ちはラクになるはずです。

❖朝の運動がむくみの原因に？

呼吸についてあれこれと述べてきましたが、体のリズムということを考えた場合、運動する時間帯もとても重要になってきます。

第二章で朝の日差しを浴びることの効用をお伝えしたので、「運動も朝のほうがいい」と思った人が多いかもしれません。しかし、朝は体調が不安定になりやすい時間帯なのです。

たとえば心筋梗塞《しんきんこうそく》を起こすのは、統計上、朝の時間帯が多いことがわかっています。

睡眠中に下がっていた血圧は、目覚めたときに上昇するため、血管が収縮しやすい傾向にあります。血液は明け方に固まりやすい面もあるので、こちらも心筋梗塞や脳梗塞のリスクを高めるでしょう（血圧の低い人にとっては、血圧が上がりにくい時間帯にも当たり、やはり運動には向いていません）。

また、夜間に成長ホルモンが多量に分泌される影響で、明け方は血糖値が上がりやすい時間帯であるといわれています。血糖値や血圧が上昇することからもわかるように、朝の時間帯は交感神経が優位になる時間帯なのです。

その交感神経は血管を収縮させ、筋肉を固めてしまうため、当然、体は硬くなります。朝、眠い目をこすって柔軟運動をしてもあまり体が曲がりませんが、ここにも自律神経の働きが関与しているのです。

つまり、朝は血糖値や血圧が高く、筋肉も緊張していて体も硬い……そんなときにわざわざ運動をすることが、果たして体によいことなのでしょうか？　実際は、体が硬いときにはケガをしやすくなりますし、体が緊張しているために疲れやすくもあり、病気のリスクすら抱え込んでしまいます。

私自身、朝の時間帯に運動をしていたときは、早起きした達成感もあってモチベーションは上がりましたが、仕事をはじめるころには疲れを感じ始め、あまり効率が上がらなかったことを覚えています。頑張って体を動かしていたのに、結局、心も体もむくんでいたのです。

学校の部活動でも、昔は「朝練」が当たり前でしたが、最近ではケガのリスクが高くなることがわかってきたこともあり、早朝の練習は避ける傾向にあるようです。ただ根性を出して体を動かすだけでは、むくむだけ。何の成果も生み出せません。

そこで、運動に向いていない朝は体を動かさず、朝日を浴びて気持ちよく目が覚めたら、むしろ頭を使うように心がけてください。

朝は、神経伝達物質の一つであるドーパミンが大量に分泌されることがわかっています。ドーパミンが脳内で多く分泌されていると、記憶や認知作用を司《つかさど》る脳の中枢神経が強化されるため、学習能力が高まる効果が期待できるのです。

また、朝はアドレナリンも大量に分泌されます。こちらも神経伝達物質の一つで、分泌されると興奮状態が高まり、集中力が向上する効果が得られます。

こうした事実からも、**朝は体をしっかりと休ませながら、頭脳労働に集中する――これが**

むくみ知らずの生き方に直結するのです。

❖一日のむくみを取る意外な方法

では、どの時間帯が運動に向いているのでしょうか？

ここで考えてほしいのは、やはりむくみの問題です。一日中デスクワークをしていると、血流が停滞し、どうしても体がむくんできます。とりわけ筋力の弱い女性は、ふくらはぎのむくみで脚がパンパンになることを指摘してきました。

こうしたむくみの原因は、基本的にはストレスです。多くの人はこのストレスを解消するため、飲んだり食べたり、暴飲暴食に走りがち。しかし、どちらもむくみをさらにひどくすることはお伝えした通りです。

羽目《はめ》を外《はず》すこともある程度は大事。でも、こうした不摂生を繰り返していたら、むくみはどんどんひどくなり、体調は悪化していくばかりです。

要するに、こうした**心身のむくみを取るために運動が必要なのです。できれば仕事を終え、夕食を摂ったあとに三〇分ほど、ゆっくり歩くようにしてください。それがおすすめしたい「適度な運動法」です。**

もともと夜の時間帯は副交感神経が優位になっているため、体もゆるんでいて、血流の停滞もあまり見られません。こうしたリラックスしやすい状態のときに、意識してゆっくり体を動かすのです。そうすれば血流はさらに改善され、デスクワークで生じた肩、首、腰などの痛みも自然と解消していくでしょう。

人通りのない静かな夜に歩くことができれば、いい気分転換になり、リラックス効果はさらに高められるはず。何となくイメージできませんか？

また、これから仕事が待っている朝と違って、夜はすぐに床に就くことができます。心地よい疲労感をおぼえながらお風呂に入り、さらに心身がほぐれたところで眠れたら、日中にたまったストレスも十分解消できるはず。

三〇分歩くことが大切なので、たとえば仕事が遅くなった日には、会社からの帰路、少しゆっくりめに歩くだけでも構いません。駅の階段をエスカレーターを使わずに上り下りするのもおすすめですが、その際もあまり頑張って息が切れないようにすることです。

私自身、大学からの帰路、二キロの距離を三〇分かけてゆっくり歩くようにしています。これならば毎日でも続けていけるはずです。

❖褐色脂肪細胞を刺激すると

先ほど「交感神経を悪者にせず、賢く活用する方法」について述べましたが、呼吸以外に大事なのが「褐色脂肪細胞《かっしょく》」の活性化です。

褐色脂肪細胞は、寒さを感じると貯蔵していた脂肪を燃やして、体を温めるための熱を作り出す働きを持っています。私たちの細胞は、ミトコンドリアという小器官でエネルギーを作り出していますが、褐色脂肪細胞はこうして作られたエネルギーを熱に換え、体を守ってくれているのです。

この寒さに対する対応は、交感神経の働きによるもの。寒い場所にいると血管が収縮し、筋肉が硬くなるのと同様、褐色脂肪細胞が刺激され、特に体を動かさなくても、脂肪は燃焼されていくのです。そして、その燃焼力は筋肉細胞の数十倍――お腹に溜まった余分な脂肪はもちろん、血液中の中性脂肪を熱に換える働きがあることもわかっています。

つまり、寒いからといって暖かい場所でぬくぬくしていても、褐色脂肪細胞は働かず、運動不足でむくみが進んでしまうだけなのです。

もちろん、ただ体を冷やすだけでは免疫力が落ち、体調を崩してしまいますから、褐色脂肪細胞を上手に刺激する必要がある――そこでおすすめしたいのが、肩甲骨への刺激です。

八九ページで紹介した「腕ひねり腸ストレッチ」で肩甲骨の一帯を刺激するのは、脇腹を動かし、腸のなかの滞りを解消することに加え、この一帯に多く分布する褐色脂肪細胞を活性化させるためなのです。

これに加え、肩甲骨の一帯をタオルでゴシゴシとこする「乾布摩擦《かんぷまさつ》」もおすすめしたい習慣の一つ。タオルを肩にかけ、両手で持って上下にこする――この方法を左右数回ずつ繰り返すことで、背中全体の血行がうながされ、手が届きにくい肩甲骨まわりを効果的に刺激することができます。

バリエーションとしては、腰の上にタオルを当て、両手でタオルを持って左右にこすり、腰と肩甲骨のあいだを上下に動かしていくやり方もよいでしょう。二の腕やお尻などについたセルライトを取り除きたいという人は、気になる部位を一緒にこするのもおすすめです。

また、お風呂で体を洗う際に行っても血行促進につながりますが、褐色脂肪細胞を刺激するには、暖房の効いていない寒い部屋でトライするほうが効果が大きいです。肌を適度に刺激することが目的なので、薄手のTシャツなどを一枚着て行ってください。

いつもブルブル震《ふる》えるような場所にいたら体が保《も》ちませんが、意識して交感神経を活用すれば、気持ちも自然と引き締まる。そうして日頃から副交感神経もゆるませて、体調管理を心がけていれば、少々寒くても気にならず、褐色脂肪細胞を活性化できるはずです。

❖作り笑いだけで高まる免疫力

交感神経と副交感神経の関わりをベースに、むくみの多い生き方から脱け出す方法について述べてきましたが、正直なところ、新しい生き方にうまく切り替えられない人も存在します。

そう、何をやっても力んでしまい、融通《ゆうずう》が利《き》かない……こうした真面目《まじめ》なタイプの人は、どうしても交感神経が優位になりがちで、思うようにリラックスできず、「血流の停滞↓腸のむくみ」が慢性化しやすくなります。

もちろん、真面目が悪いといっているわけではありません。でも、ときには羽目《はめ》を外《はず》すなどして、副交感神経の働きを高めたいところです。そのために心がけてほしい、とても簡単な方法が、「笑顔を作る」ということです。

真面目な人は笑うことが苦手かもしれませんが、無理に大笑いしたりせず、ほんの少し微笑むだけでも可。口角を「ニッ！」と上げるだけでも副交感神経の活動が活発化することが私たちの研究でも明らかになっているのです。

第五章で解説していきますが、副交感神経が活性化するということは、体を守っている白血球のうち、リンパ球の活性が上がり、免疫力が高まることを意味します。リンパ球のなかには、ガン細胞を攻撃するＮＫ細胞も含まれていますから、場合によっては、笑うことがガンの治癒につながるかもしれません。

こうしたデータを通じて私が興味深く感じたのは、仮に作り笑いであっても、自律神経には同じような反応が出るということ。ハッキリした理由はわかっていませんが、おそらく口角を上げるという動作そのものに、副交感神経の働きを高める効果があるのでしょう。

無理に笑顔になるだけでも十分にリラックスできるわけですから、嫌なことがあってもネガティブにならず、まずは口角を上げてみてください。真面目な人にとっては、それが自律神経をコントロールする第一歩になるかもしれません。

逆に、人は怒っているときには筋肉がこわばり、血管が収縮し、呼吸が止まり……必ずといっていいほど交感神経が優位になっています。ですから「しかめっ面」は、顔の筋肉を硬直させ、それだけで体にストレスを与えているということになるでしょう。

笑顔を作ること——これも自律神経のバランスを整える立派な運動なのです。

たとえどんなに忙しいときでも、顔の筋肉をゆるめるくらいの運動ならできるはず。それが習慣になって、つらいときでも笑みをたたえているような生き方ができれば、むくみの多い人生から脱け出せるはずです。

私にしても毎日たくさんの患者さんを診察していますが、自分が笑顔を作ってみせるだけで、患者さんの治癒力が上がることを感じています。こうして患者さんが笑顔になる場面を少しでも多く作ることが、結果として病気の治りを早くしているのです。

心がけさえすれば誰にでもできることなので、ぜひ習慣にしてください。

❖通勤電車のなかではどうする

若い頃、私はずっとスポーツの世界で生きてきました。甲子園を目指していた時期もありましたが、野球では食べていけないことを悟り、医療の世界へ方向転換。その後も、様々なプロスポーツ選手と関わりながら、彼らのパフォーマンスをどう高めたらいいのか、研究を続けてきました。

運動をやってきた人ならわかりますが、体調がよくてもミスを連発したり、逆に体調が悪いのによい動きができたり、体調と結果が一致しないことは珍しくありません。

こうしたことは、なぜ起こるのか？　疑問を探究していくうちにわかってきたのが、前述した「ゾーン」の概念です。

私自身、手術をする際に、このゾーンを何回も体験しています。いったんこの状態になると、その日の体調と関わりなく、神経が研《と》ぎ澄《す》まされ、集中力が極限まで高まっていきます。まわりの雑音は聞こえなくなり、手術をするというただその一点に、自分の能力を注ぎ込めるようになるのです。

お気づきかもしれませんが、これには自律神経が深く関わっています。

心技体《しんぎたい》という言葉がよく使われるように、多くの人は活動しているときの心の状態を重視していますが、私はプロのスポーツ選手を指導する際、メンタルトレーニングのたぐいは一切行っていません。

というのも、メンタルの状態が落ちてしまうのは、体に不具合があるからであって、土台となる体の調子さえよければ心も安定するものだからです。

そして、この体の調子をよくするには、まず腸のむくみを取り、血流をスムーズにし、自律神経のバランスを整えるのです。

一流のアスリートであろうが、一般の人であろうが、意識しなければならない根本は、すべて腸なのです。

詳しくは次章で取り上げていきますが、腸のむくみさえケアできていれば、自己暗示をしたり、励ましたりしなくても、心は勝手に安定してくれます。ピンチに陥っても乗り切れるだけのタフな精神力も生まれてくるでしょう。

ゾーンを作る一つのヒントは、無理に集中したりせず、まわりの景色に目を向ける余裕を作ること。大事なプレゼンテーションがあるときなどには、通勤中の電車のなかで人の表情を観察したり、樹々の香りを吸い込んだり、風が頬に当たるのを感じたりしてください。

そして、ゆっくりと歩き、ゆっくりと呼吸する……頑張らないほうがむしろうまくいくと、徐々に実感できるようになるでしょう。

この章のポイント

①「セル・エクササイズ」で、むくみがよりスムーズに改善できる。
②一つ吸って二つ吐く「四・八呼吸」で、自律神経のバランスを整えよう。
③呼吸のスピードを意識するだけで、メンタルはラクにコントロールできる。
④目が覚めたら朝日を浴び、体ではなく頭を使うことを心がける。
⑤無理に作った笑顔でも、心身は十分にリラックスする。

第五章　「むくみ腸」が脅かすメンタル

❖五月病はなぜ起こるのか？

腸のむくみを取れば、体のむくみだけでなく心のむくみも取れていき、文字通り、人生がスッキリとすると述べてきました。

こうした腸と心の因果関係は、多くの患者さんを診てきた経験からもハッキリと感じとれることですが、その意味を深く理解している人は少ないでしょう。

腸の働きが元気になれば、食べ物の消化吸収がスムーズになり、代謝がさかんになる。その結果、体が元気になることはイメージできても、心とのつながりまではピンと来ていないという人が大部分なのかもしれません。

そうした人は、第二章でお伝えした「腸と自律神経の働きが密接に関わり合っている」という事実を思い出してください。

腸の蠕動運動が低下し、血流が停滞しているということは、副交感神経の働きが落ちているということです。副交感神経は休息時に働きますから、そんな状態が続いていたら、メンタルは真っ先に落ち込んでしまいます。

いい換えれば、メンタルの状態は腸に現れる。心のむくみと腸のむくみはイコールといっても過言ではないのです。

もう一つ大事なのは、食事とメンタルの関わりです。**腸は消化、吸収、排泄を司る器官ですから、食事の摂り方に問題があれば腸にストレスがかかり、それはむくみになって現れます。それは自律神経の働きを乱しますから、メンタルにも影響することになります。**

そう、どんな食べ方をしているかによって、イライラしたり落ち込んだり、あるいは心地よさや楽しさを感じたり……心の状態も変化するのです。

たとえば、大学の新入生や新社会人が、新しい環境にうまく適応できない状態に陥る「五月病」を思い浮かべてください。

実際にかかったことがある人がいるかもしれませんが、これは一種の適応障害で、ちょうどゴールデンウイークが明けるころ、うつや不安感、無気力や食欲不振などにさいなまれ、人と関わるのが億劫《おっくう》になるケースが多いようです。

慣れない環境のなかで受けたストレスが原因といわれていますが、全員が五月病にかかるわけではありません。

この時期にメンタルが低下してしまう人には、どんな傾向が見られるのか？　そこに共通している点として真っ先に挙げられるのは、環境の変化に伴う食生活の乱れ、アルコールの摂り過ぎなどでしょう。

新入社員であれば、部や課の歓迎会などで、連日のように慣れないお酒を飲まされることもあるでしょう。それに加え、親元から離れ、自炊する暇《いとま》もないまま暴飲暴食に走ってしまうケースも少なくはないはずです。

食生活については大学の新入生も同様でしょう。慣れない環境下で、ただでさえプレッシャーを受け、交感神経が優位になっている状況です。そこに不規則な食事が加わったら、腸がむくまないわけがありません。

お気づきかもしれませんが、四月に新生活が始まった人の腸がちょうどむくみ始める頃が「五月」なのです。そのなかで、むくみがひどい人は心も一緒にむくんでしまい、うつや気力の低下に悩まされることになるのです。

❖季節の変わり目に体調を崩す理由

五月病に関しては、もう一つ無視できない原因も考えられます。それは、五月が「季節の変わり目」であるという点です。

そもそも日本のように四季の移《うつ》ろいがある国は、季節ごとに自律神経のバランスが変化するため、外部の環境の影響を受けやすいところがあります。

もう少し正確にいうと、自律神経は気温の影響を受けやすいのです。

たとえば、秋から冬にかけて気温が徐々に下がってくると、私たちの体は体温を上げて対応しようとするため、交感神経の働きによって血管を収縮させ、血圧を上げることで血のめぐりをよくしようとします。

一般的に、寒くなると風邪《かぜ》をひく人が増えるといわれています。また、インフルエンザにかかるのも基本的には冬季ですが、風邪やインフルエンザの原因は、寒さそのものにあるのではありません。

そうだとしたら、平均気温の低い東北や北海道の人のほうが罹患率《りかんりつ》は高くなるはずですが、そうした地域差はほとんど見られません。どの地域でも、風邪やインフルエンザにかかる人はかかるのです。

では問題はどこにあるのでしょうか？　そこで注目されるのは気温の変化です。

秋から冬にかけて気温が下がると、前述したように交感神経が優位になりますが、それと同時に血液中では「顆粒球《かりゅうきゅう》」の数が増えていきます。一方、冬から春にかけて気温が上がっていくと副交感神経が優位になり、「リンパ球」が増えます。

この顆粒球もリンパ球も、免疫細胞と呼ばれる白血球の一種。ともに役割分担しながら菌やウイルスを退治《たいじ》しているのですが、自律神経のバランスが狂ってしまうと、この分担がうまくいかなくなり、結果として免疫力が下がってしまうのです。

次章でも述べますが、感染症が増える一番の原因は交感神経過剰によるリンパ球の減少にあることがわかっています。

つまり、季節の変わり目に交感神経が優位になってしまうような、ストレスの多い日常を過ごしていると、当然、感染症にかかるリスクが増すことになります。いってしまえば、むくんでしまうような生活を続けていると、季節の変わり目に体調を崩し、感染症にかかりやすくなってしまう、ということなのです。

もちろん、その根本には腸のむくみが深く関係しています。これも次章で述べますが、腸は免疫の母体となる器官です。つまり、腸がむくんでしまえば免疫力も落ちる――ここにもむくみの問題が深く関わっていることがわかるでしょう。

❖気温や気圧がうつの引き金に

前置きが長くなりましたが、五月病（「季節性のうつ」と呼んだほうがいいと思いますが）の場合、感染症とはまったく逆の経路をたどります。

春になって暖かくなると、副交感神経が優位になりやすいといいましたね。

これまで述べてきた通り、副交感神経は血管を拡張させ、筋肉をゆるませるなど、体の機能をリラックスさせる方向に働きます。それ自体は、現代人にとってとても必要なことなのですが、「何事も過ぎたるはなお及ばざるがごとし」なのです。

そう、気温が上がり副交感神経が優位になったところで不規則な生活を続けていると、一気に気力が減退する方向に進んでしまうのです。その結果、「五月病」に見舞《みま》われるケースが出てきます。

こうした自律神経と気温の関わりをふまえれば、「季節の変わり目ほど体調管理が必要になってくる」理由も見えてくるでしょう。副交感神経が働きやすい環境下では、腸がむくんでしまうような不摂生が、うつの引き金になりやすいのです。

この時期、新しい環境のなかで受けたストレスに、ただでさえ腸は参ってしまいます。体調はもちろん、感情も不安定になりますから、アルコールを飲む機会が増えるのであれば、毎日の体調管理が普段以上に大切なことがわかりますね。

そうした会食の前後は、第二章でお伝えした食事のリズムを意識して整え、腸のむくみを最小限にして乗り切るべきでしょう。いい換えれば、大過なく過ごせる人は、そうしたコツをどこかでつかんでいるのです。

ちなみに、自律神経が受ける影響は、これだけではありません。たとえば、梅雨の時期のようにジメジメした天気がずっと続くと、気持ちが落ち込み、心身のアンバランスを訴える人が増えてきます。

ここに関与しているのは、気温ではなく気圧でしょう。気圧の低い梅雨時であれば、副交感神経が過度に優位な状態が続くため、前述の五月病と同様、心が落ち込みやすくなるのです。

逆に雨上がりにサーッと日が差し込んでくると、滅入《めい》っていた気持ちが一気に開放的になり、それだけでもやる気が湧いてくるはず。そう、これは日差しの効用だけではなく、気圧が深く関係しているのです。低気圧が去り、晴れ間が出てくると、交感神経が優位になり、もとのバランスを取り戻していくのです。

人生にも同じことがいえるはずで、いつまでも悪い状態が続くわけではありません。

このように自律神経は、気温や気圧のような外界の刺激に反応して、しばしばバランスを崩しますが、それは起こるべくして起こったこと。自己管理していてもある程度の影響を受けますから、なるべく振り回されないようにすべきでしょう。

いつも慌てず、淡々とマイペースに……そうした生き方のなかに、自分らしさがあるのです。ですから、自分らしさを保つためにも腸のむくみに目を向けてください。自律神経のアンバランスは、必ず腸のむくみとなって現れます。

やはり、腸の元気を回復することが、自己管理の基本といえることがわかると思います。

❖イライラの原因も腸にある

ここまで述べてきた気温や気圧にかぎらず、腸は外界の刺激に敏感に反応し、たえずストレスを感じています。問題はそれが、食べ物の消化吸収や血流などにとどまらず、感情の起伏にまで影響を及ぼしているという点でしょう。

心（感情）は脳が生み出したものだと思っている人が多いかもしれませんが、心と密接に関わり合っているのは、実は腸のほうなのです。

「心とは何か？」という定義の仕方はともかく、メンタルの低下を引き起こすプロセスは、頭のなかだけで起こっているものではありません。むしろ、カギを握るのは腸だと考えてください。詳しくは次章で考えていきたいと思いますが、生物の進化をふまえた場合、心の源流は脳ではなく腸にあるといえるのです。

実際、「むくみ腸」が改善していくことで実感できるのが、感情の変化です。ただ単に体調がよくなるだけでなく、イライラが減り、怒りっぽかった性格が穏やかになり、短気だった人もゆったりと行動できるようになります。

かくいう私がそうでしたが、こうしたメンタル面の変化のほうが生き方や考え方に大きな変化をもたらします。

外来で患者さんに話を聞いても、「むくみ腸」の人に共通しているのは、イライラしやすい、せっかち、神経質、心配性、生真面目《きまじめ》といった性格です。「卵が先か、鶏《にわとり》が先か」という問題はありますが、こうした人たちは自律神経の働きがアンバランスで、ストレスに弱く、心が不安定であることがわかります。

同様に、努力家と呼ばれるタイプも、自分に過剰なプレッシャーを課すことで、その影響が腸のむくみとなって現れます。

もちろん、食事の摂り方に始まり、呼吸、生活習慣……これまで述べてきたように、**生き方のリズムを変え、腸のむくみが取れると、心のむくみも取れていきます。そして、何よりも生きるのがとてもラクになっていきます。**

そうだとすれば、メンタルが低下したからといって、慌てる必要はないことがわかるでしょう。初めから腸と心の関係を理解しておけば、薬に頼らずとも、軽度のうつくらいは自分で十分に対処できるからです。

逆にいえば、こうした対処法がわかっていないと、むくみの悪循環が始まり、うつはどんどんと悪化していきます。「うつは心の風邪」などといいますが、風邪をこじらせ、容易に回復できなくなってしまうかもしれません。

気づいていない人が多いのですが、腸のむくみに目を向けず、心の病気に対処しようとするのはとても難しいことなのです。

問題が腸にあるならば食事からアプローチしていけますが、この視点がないと薬物に頼る割合が増えます。下剤を飲むだけでは便秘を根本的に解消できないのと同様、メンタルの問題にも別の視点、発想の切り替えが必要なのです。

❖怒りがなくなる生き方とは

私自身、腸と心や自律神経の関わりについて気づく前は、ずっと怒りっぽい性格で、いつもイライラ、カリカリしてばかりいました。

ちょっと気にくわないことがあると周囲に怒りを爆発させることもしばしば。決して褒《ほ》められるような生き方をしてきたわけではなく、自分の感情をうまくコントロールできず、悩んだ時期があったのです。

いま思い出しても、頭痛や不整脈に悩まされ、風邪をひくこともしょっちゅう。しっかりと休んでも疲れが取れず、文字通りのむくんだ生き方を続けていました。

こうした症状は、たどっていくとすべて腸のむくみにつながっていたわけですが、その頃の私は個々の症状をつなげてとらえることができず、体調不良や感情の不安定さにいつも振り回されていたのです。

「もしかしたら軽いうつだったかもしれない」と思えるエピソードもあります。

それはある日曜日の夕方、ちょうどテレビで「サザエさん」のテーマ音楽が流れてくるのを聴いたとき、にわかに心が重く感じ、どんよりとした気分になって、明日からまた仕事が始まることがたまらなく憂鬱《ゆううつ》に思えてきました。

日曜のこの時間帯に気持ちが落ち込み、心身に不調和が生じることは、俗に「サザエさん症候群」と呼ばれていますが、まさか自分がその一人に当てはまろうとは……ショックを受けるとともに、徐々にこれまでの生き方を見直すようになりました。

いまの自分であれば、「自律神経の乱れ↓『むくみ腸』が原因」と理解できますが、そのころは漠然とした不安があるだけで、どう対処していいかわかりませんでした。

一つの光が見えてきたのは、自律神経の働きを研究していく過程で、「ゆっくり穏やかに話す」ことの効用を理解してからです。

当時、私の研究室には、医学部の最終学年にラグビーで頸椎《けいつい》損傷の大怪我をし、手足が不自由になってしまった雪下岳彦《ゆきしたたけひこ》先生がいました。

壮絶な闘病生活を送り、いまも車イスなしでは生活できない彼は、事故後に努力して医師免許を取得。渡米して心理学を学んだあと、縁あって私のもとで、まだ未開拓の部分が大きかった自律神経の研究をすることになったのです。

そんな彼と接するなかで私が驚いたのが、口を使わなければパソコンに文字を打つこともできない不自由きわまりない日常にもかかわらず、決して声を荒らげず、いつも笑みをたたえながら、穏やかに話をする姿でした。

想像を絶するつらさを彼がどう乗り越えたのか、本当のところはわかりません。ただ、その姿を見ていると、ささいなことで怒っていた自分が恥ずかしくなりました。

そのとき私は、いままで気づけなかった大事な何かに遭遇したのかもしれません。ふと思い立って、彼の真似《まね》を始めるようになりました。ゆっくり穏やかに話す、にっこりと微笑む……うまくいかなかったら反省し、次の日にまた繰り返す。

次第に「ゆっくり」と「にっこり」が習慣になっていくにつれて、私の日常は驚くほどに変わっていきました。

うまくいかなかったことが、うまくいく。気分もよくなり、気持ちも安定する。感情をコントロールするだけで、これだけ物事がスムーズに進んでいくものなのか――それは、私の予想をはるかに超えたものだったのです。

❖カギは「ゆっくり」と「にっこり」

ゆっくり話すことを心がけると、呼吸もゆっくりしたものになり、それが副交感神経の働きをうながし、自律神経のバランスを整えます。つまり、自然と心が落ち着いていくのです。

それは実体験だけではなく、自律神経の研究によっても裏づけられるようになり、私のなかに「こうすればうまくいく」「生き方がラクになる」「人生が楽しくなる」という確信が生まれていきました。

実体験といっても、コツとなるのは「ゆっくり」を心がける――たったこれだけ。それ以上でも、それ以下でもありません。食生活のリズムを改善する場合でも、こうした感覚がつかみとれなければ、むくみはなくならず、手応えもありません。ウキウキ、ワクワクする気持ちも湧いてはこないでしょう。

そういえば、まだ感情コントロールがうまくできていなかった当時、妻にこんなことをいわれたことがあります。

「怒ってばかりいると、自分自身が嫌な気持ちになるでしょう？　人を攻撃しているつもりでも、最後は自分に返ってくるのよ。相手だけでなく、自分も不愉快になるのだから、いいことなんて一つもないじゃない」

確かにまわりに怒鳴り散らして、いいことは何一つありません。にもかかわらず、すぐに怒鳴ってしまうのは、自律神経がアンバランスになっているからです。あなたが悪いからではありません。誰でもそうなってしまうのです。

だとしたら、自律神経を整えることだけを考えればいいと理解できますね。その日一日を振り返って反省したら、明日からまた「ゆっくり」を心がける。そうすれば副交感神経の働きが活性化し、心が落ち着いていく……私たちの体はそのようにできているのですから、ただそれを続けていけばいいのです。

他に心がけることがたくさんあったら大変ですが、ゆっくりと、そして、なるべくにっこりと……私の場合、最初はただこうした点を心がけるだけでしたが、自律神経の働きを理解するなか、不規則な生活を見直し、食生活のリズムを整えていく意味を知って、感情のコントロールはさらに容易になりました。

食事の摂り方を変え、腸のむくみを取ることだけを考えていれば、結果として心も安定するわけですから、スムーズに自分を変えられるはずです。

こうして感情が安定してくると、次第に自分を客観視できるようになり、忙しさに呑み込まれなくなっていきます。冷静な自分でいるための術も身についていくでしょう。こうした自己分析のコツについては、第七章で考えていきたいと思います。

❖更年期障害もむくみが原因

むくみの問題と根底でつながってくるのですが、女性を中心に冷え性に悩まされている人は多いことでしょう。

体の冷えも、「むくみ腸→血流の停滞」が原因になっていることは、すでに述べてきた通りです。夏でも手先や足先が冷たいという冷え性の人は、末端までの血流が不足気味のため、細胞の活力そのものが低下しているはずです。

そうなれば、当然、メンタルの力も低下するでしょう。体がエネルギー不足で元気が出ないだけなのですが、そうした人はきっと冷たい人だと思われているかもしれません。

少しシビアないい方をすれば、冷え性の人は人生が冷えきっている。体の冷えは「生き方の冷え」にほかならないのです。

ただ、そうした「生き方の冷え」は絶対的なものではありません。冷たい性格も同様です。あなたにそうした面があったとしても、体を温めてあげれば心も温まり、もともと持っていた優しさを取り戻すことができるからです。

実際、一見クールな人であっても、心に余裕のある人からは、温かみや優しさが感じられるはず。「冷たい性格」というのは、実は冷えの問題なのかもしれません。血がめぐりはじめれば、心の雪解けもはじまるでしょう。

もちろん、たくさん服を着たり、温かいお風呂に入ったりしても、それだけでは心の冷えは改善できません。何年も悩まされているようなひどい冷え性は、それだけではびくともしないでしょう。ここでもポイントは、やはり腸なのです。

これまで述べてきたやり方で、腸がしっかり蠕動し、食べ物を消化吸収できる状態に体を戻してあげてください。そうすれば血液が全身にめぐり、体の冷えは解消されます。身も心も温かくなっていくでしょう。

これに加え、女性の冷えに関しては、めまい、動悸《どうき》、耳鳴り、頭痛といった、加齢とともに現れる更年期障害《こうねんきしょうがい》の諸症状とも重なります。

更年期障害の原因は、一般的には女性ホルモン（エストロゲン）の減少にあるといわれていますが、中高年世代の女性がすべてこうした不調を感じるわけではありません。そこには個人差がある以上、引き金となっている要素は別にあるはず。お気づきのように、それがむくみなのです。

何らかの理由で、むくんでしまう生き方を強いられていくと、自律神経が乱れ、血流が悪くなり、生き方自体も徐々に冷え込んでいきます。性格も冷たくなり、心の余裕から遠ざかってしまうのです。

更年期障害と呼ばれる症状の背景には、この年代の女性が抱える生き方の問題がひそんでいるのではないでしょうか。

といっても、悲観することはありません。個人差はむくみの差でしかないのです。腸のむくみに気をつけ、それを取り除くようにしていけば、閉経に向かって体が変化し、ともすればつらさを感じるこの時期を、自分らしく乗り切っていけるはず。きっと、さらに円熟した温かさがにじみ出てくるのではないでしょうか。

❖便秘になって自分の生き方を知る

様々な視点から腸と心の関係について見てきましたが、メンタルの安定を考えるうえで、もう一つ、便秘の存在も無視はできません。便秘とはどんな状態をいうのか、心の問題と絡めながら詳しく考えてみることにしましょう。

便秘の原因は、基本的にはストレスです。その結果、腸がむくみ、蠕動運動が低下することで便が滞ってしまうわけですが、気をつけてほしいのは「お通じのペースは必ずしも便秘の目安にはならない」ということです。

「排便は毎日あったほうがいい」と誰もが考えているかもしれませんが、仮に週二〜三回しか便が出なかったとしても、それだけで便秘だとはいえません。

便秘の目安となるのは、あくまでも本人の不快感です。たとえば、①腹部に違和感がある、②食欲が落ちてしまうことがある、③排便に違和感や不安をおぼえる――この三つのうちどれか一つでもあてはまっていて、初めて便秘と呼ぶことができます。

当然、本人もつらさを感じているでしょうから、ここで初めて「では、どうしたら便秘が改善できるか考えていきましょう」となるのです。

こうしたことをわざわざ前置きするのは、「排便がなければ異常だ」と思い込むこと自体がストレスになり、さらに便を滞らせてしまうことになりかねないからです。真面目な人はこれだけで便秘を慢性化させてしまうので、むしろ、お通じのペースや一日の回数を気にし過ぎないほうが大事なのです。

いずれにしても不快感や違和感があるのであれば、早めに取り除いてスッキリしたいところですが、ここで心の問題も重ね合わせてみてください。あなたがいま取り除かなければならないのは、便だけなのでしょうか？

便の滞りは心の滞りでもあるはずです。広い意味では心の問題なので、それを無視して溜まった便だけを取り除こうとしても、うまくいきません。最後には下剤を使って無理やり出すしかなくなるでしょう。

心と腸がつながっているということも、ここに重ね合わせてみてください。あなたの腸はいまどのくらい元気でしょうか？　いや、腸が元気に働くようにしっかりいたわってあげているでしょうか？

便秘の原因は基本的にストレスであると述べましたが、それはストレスによって交感神経が優位になり、腸のむくみを引き起こしやすくなるからです。毎日の生活のなかで何かがどこかで詰まり、それが様々な形であなたの体に現れているのではないでしょうか？

便の詰まりという「部分」だけを見ないで、自分の生き方「全体」をとらえ、そのなかで意味を問うようにすると、便秘が改善されるだけで人生が変化していくのがわかります。「たかが便秘」が「されど便秘」になるでしょう。

これは、手足や顔のむくみを見て、人生がむくんでいることに気づくのと同様です。こうした形で体のサインに気づくようになると、体調管理もラクになり、人生をもっと能動的に変えていくことができるはずです。

❖腸のデトックスは心のデトックス

ところで最近は、「デトックス」という言葉を耳にするようになりました。デトックスとは、解毒《げどく》の意味を持つ「detoxification」の略語で、「体に溜まった毒素や老廃物を排出させること」を指しています。

体に溜まった老廃物といえば、その代表格は便でしょう。便秘を解消し、スムーズな排泄を実現することがデトックスの中心といえますが、前述した通り、便を出すことだけを意識していると、本当のデトックスにはなりません。

「何を食べれば便秘が解消できるか」——そんなことばかり考えていても、肝心の心はどんどん置き去りになっていくでしょう。

これは、巷《ちまた》の食事健康法に関しても同じことがいえます。「何を食べれば健康になれるか」ではなく、「その食事を取り入れることで心がどう変化したか」のほうがはるかに重要。そうした視点を持たなければ、うまくいく人といかない人の差は、いつまで経っても見えてはこないでしょう。

何かを出すということは、要するに「人生の棚卸《たなおろ》し」の一部なのです。倉庫に溜まったまま、ほこりをかぶっていた在庫品を処分する。私はそれを、シンプルに「整理整頓《せいとん》」という言葉と重ね合わせています。

私がよく知る一流と呼べる外科医の先生は、この整理整頓を徹底しています。研究室のデスクも、資料の収まった棚も、みな見事なくらいに整理され、必要なものがすぐに取り出せるようになっています。手術室にしても、一本のメスに至るまで、器具がきちんと整理されていて、つねに臨戦態勢です。

デスクの上にいろいろな資料が散乱していて、どこに何があるかわからなければ、必要な情報を取り出すどころではありません。「あの資料はどこにあったのかな?」と探すだけで、余分に時間がかかってしまいます。

私にいわせれば、これも一種の便秘のようなものです。こうした状況が続くようでは、仕事の能率は落ち、心もむくんでしまいます。お気づきかもしれませんが、このような形の便秘を取り除くことも、デトックスなのです。

整理整頓もデトックス。一事が万事、すべてがつながっていると考えてください。休みの日に部屋の掃除をしたり、普段あまり手をつけないクローゼットや靴箱の片づけにトライしたりするのもいいかもしれません。

大事なのは、心がスッキリとすること。それが交感神経の緊張をゆるめ、結果として腸のむくみを取ることにつながっていきます。そんな思いがけない形で、便秘が改善されることもあるのです。

あるいは、心のなかに溜まった思いを吐き出すこともデトックスです。信頼できる人に相談をしたり、手紙を書いたりするのもいいでしょう。人間関係でいえば、執着《しゅうちゃく》しない、去る者を追わない、そんなこともデトックスになり、人生のむくみがどんどん解消されていくはずです。

❖「心技体」の本当の意味

この整理整頓に関連して私が思い浮かべるのは、「心技体《しんぎたい》」という言葉です。

日本の国技である大相撲などでよく使われますが、整理整頓の極意は、この心技体の追求のなかにあるのではないかと感じています。

たとえば、ある人が「ただ病気を治すだけでなく、自分自身を磨き、一流の生き方を目指したい」と、私に相談に来たとします。実際、私が関わることの多いプロのアスリートなどは、こうした発想の人が多いわけですが、ここでまず大事なのは「体」の部分。体が変われば心も自然と変わっていくからですが、私が知るかぎり、体を変えるといってもただ鍛えるばかりで、その意味を深く理解していない人が多いのです。

この本で真っ先にお伝えした食べ方のリズムに加え、呼吸のリズム、生き方のリズム……それらの中心が腸にあることを意識しながら、自律神経のバランスを整えていくことが、私がいう体を変えていくことの意味になります。

では、ここに整理整頓がどう関わってくるのでしょうか？　私は体を磨いていった次の段階に、整理整頓という「技」が必要になると感じています。

先ほど述べたように、整理整頓とは、ただモノを整理するだけでなく、それが心の整理やデトックスにもつながるもの。さらにいえば、人間関係の整理、時間の整理、お金の整理など、自分を磨いていく過程で整えなくてはならないことはいくらでも出てきます。

たとえば、すぐれたアスリートであっても、お金にだらしなかったらトラブルが発生し、そこから「人生のむくみ」が始まってしまいます。ですから、あらゆる分野で超一流になるには、いろいろな整理整頓、散らかってしまったもののデトックスが必要になってくるのです。

とにかく、日常の様々な場面での滞りをなくす。つねにスッキリとした生き方を心がける。そうやって「体」を磨き、「技」を磨いていけば、肝心の「心」も、おのずと整っていきます。

ただ難しい精神修行を課しただけで、「心」がつかめるわけではありません。まずは食べ方のリズムを整え、デスクの上や自分の部屋を整理整頓することから始めてみてください。そうしたコツコツとした小さな取り組みが、自律神経の働きに確実に影響していきます。

一ヵ月も続けていけば、それだけで、あなたの佇《たたず》まいが変わって見えるでしょう。自然と背筋が伸び、立ち居振る舞いにも余裕が出て、その変化が次第に人にも伝わるようになるはずです。「人間はこうあるべきだ」などと、無理に背伸びする必要など、まったくありません。

❖イギリスの超一流医の働きぶり

私は、いまのように大学で自律神経の研究や外来を始める前、イギリスやアイルランドの大学病院に留学していました。そこで体験したことは、あまりにハードな日常でした。

私自身、留学した当日から二日にわたって寮に帰ることも寝ることもできない世界に放り込まれてしまったわけですが、勤務医たちは、そんな交感神経が優位になるハードな環境下でも、イキイキと精力的に働いていました。

彼らはタフなのだといえばそれまでですが、単に体が丈夫だったからではありません。その働きぶりを観察していくうちに、どんなに忙しいスケジュールでも、必ずオフの時間を作り出し、しっかり休んでいることがわかってきたのです。

その切り替えたるや見事《みごと》なもので、オフの時間に仕事をすることは一切ありません。休むときは徹底して休み、趣味や家族との時間を大切にしたり、自然のなかでのんびりするなど、副交感神経が優位になる選択をしているのです。ただ頑張るだけではなく、そんなところに、「超一流」の秘密が隠されていると感じました。

かたや日本に帰ってみると、熱心に仕事をしている人にかぎって、このオンとオフの切り替えができない。いわゆる「仕事人間」といういい方になるのかもしれませんが、これでは自律神経のバランスが崩れてしまい、本当の意味での「仕事人間」になることはできません。

当時の私にも、そういうところが多分にあったのでしょう。留学時代、上司の教授たちからは「余裕のない人間になるな」「休むことも勉強なんだ」と注意を受けてばかりいた気がします。小学校から大学まで野球やラグビーに打ち込んでいたこともあり、私は根っからの体育会気質。頑張ること自体に価値を見出してしまうところがあったので、オフに切り替えることがどうにも不得手だったのです。

日本人全体に、そうした傾向が強いのかもしれませんが、休暇を取ることに罪悪感をおぼえてしまうのでしょう。そればかりか、休日も返上して仕事に打ち込み、それこそ倒れるまで頑張ってしまうのです。

頑張ることが悪いわけでも間違っているわけでもありません。ただ、そのやり方では、肝心の仕事が思うようにできません。

その後、自律神経の研究を続けていくなかで、留学先で学んだことの意味が深く理解できるようになりました。ただの仕事人間ではなく、超一流の仕事人間になりたいと思うようになったのです。

勝負をするには、ただ頑張るだけでない、そうしたプラスアルファが必要になります。心のむくみを取るにも、このプラスアルファを知らなくてはなりません。そうしてハードワークを軽々とこなす「仕事の達人」に成長しましょう。

❖ストレスを客観視する方法

ハードワークをオンとオフの感覚で切り抜けることも大事ですが、ハードワークに直面したとき、どんな態度で臨めばいいでしょうか？

ゆっくりと落ち着く時間も作れない、仕事が次々と舞い込んでくる、様々な相談が寄せられる、ときにはトラブルにも見舞《みま》われる……まさに交感神経ばかりが優位になる状況、そのなかで自分らしく振る舞うには様々な工夫が必要です。

ゆっくり呼吸をする、それが一つの対応策だとお伝えしましたが、もう一つ大事なことは「ストレスを客観視する」ことでしょう。

たとえば、あるトラブルが起こったとイメージしてください。その知らせを受けた瞬間、交感神経の働きが一気に高まり、体は緊張し、血流は停滞し、腸の働きは低下します。しかし、そうしたネガティブな状態から逃げ出さず、ゆっくりと呼吸をしたあと、問題点を紙に書き出してみるのです。

ただ問題を紙に書くだけでなく、そのトラブルから想定できるリスクについても、いくつかのパターンに分けて挙げてみてください。「最悪の結果」「まあまあの結果」「最良の結果」というくらいの、大雑把《おおざっぱ》な分け方でいいかもしれません。

最初は気が進まないと感じると思いますが、文字にして、それを客観的に眺めると、それだけで不思議と気持ちが落ち着いてくるのです。

私たちはトラブルが起こると、気持ちが高ぶって、つい「最悪の結果」を過剰にイメージしてしまいがちです。そのイメージに振り回されてあたふたし、かえってトラブルを大きくしてしまうこともあるでしょう。

ここで、慌ててしまう自分を責めるだけでは仕方がありません。同じ失敗を繰り返さないためにも、そうした場面で、あえて「ゆっくり」を心がけてみるのです。問題点を紙に書くことも、その「ゆっくり」の一つだと考えてください。

こうして過剰なイメージが払拭《ふっしょく》され、自分の置かれた状況が冷静にとらえられるようになると、それだけでストレスはかなり解消されます。問題を解決する見通しが立っていなかったとしても、気持ちがラクになるのです。

そうなればしめたもの。問題を解決する気力だって湧いてきますし、冷静になることで、それまで気づかなかったアイデアも出てきます。

こうした問題の書き出しは、何かの悩みを抱えているときにも有効です。

たいていの場合、私たちは悩みを抱えると、それだけで頭がいっぱいになり、人生そのものがブルーになってしまいます。しかし、ここでもゆっくり呼吸をし、いま直面している以外の悩みを一つひとつ紙に書き出していくのです。

ここでも、「大きな悩み」「中くらいの悩み」「小さな悩み」くらいに分けたほうが、気持ちが整理しやすいかもしれません。実際にやってみるとわかりますが、紙に書き出した悩みが増えていくほどに気持ちが落ち着いていき、あれほどつらかった目の前の悩みが、それほど気にならなくなっていきます。

これもまた、頭のなかの過剰なイメージを払拭し、現実を客観視していくための一つの方策といえます。いわば「ストレスと遊ぶ」余裕を作り出すことで、自分の悩みをしっかり受け止められるようになるのです。

私たちの脳は、些細《ささい》なことを過大評価し、悩みやトラブルを拡散させる「お騒がせ者」ですから、うまく付き合っていかないと、脳がむくみ、冷静な判断ができなくなります。

次章では、こうした脳のむくみの問題と絡めながら、メンタルの問題をもう少し掘り下げていくことにしましょう。「人生を決めるのは脳が一割、腸が九割！」――その意味が深く実感できるようになるはずです。

この章のポイント

①むくんだ生活を続けていると、季節の変わり目に体調を崩しやすくなる。
②むくんだ人には、イライラ、せっかち、神経質、心配性、生真面目《きまじめ》が多い。
③「ゆっくり穏やかに話す」だけで、短気な性格はラクに改善できる。
④便の滞りは心の滞り——心に何が詰まっているのか、問いかけるのが大事。
⑤便秘の改善だけでなく、「整理整頓」も人生のデトックスになる。

第六章　「むくみ腸」から「むくみ脳」への道

❖「うつ」の原因は脳にあるのか

いま、うつになる人が増えているといわれています。

厚生労働省が行った調査では、医療機関を受診した患者数は年間およそ一〇〇万人おり、一般的には、セロトニンのような脳内の神経伝達物質のバランスが崩れてしまうことで起こると考えられています。

この考え方に従うと、「うつは脳の内部で生み出される」ということになりますが、実はこれも仮説の一つに過ぎません。「なぜうつになるのか?」――いまの医学ではハッキリしたことがわかっていないのが現状です。

とはいえ、うつになる人には一定の傾向が見られるのも事実。ここでは、また別の視点から、この傾向について考えていきましょう。

うつを引き起こす要因として私が注目しているのは、いうまでもなく自律神経です。

第一章でも述べましたが、自律神経は意識的にコントロールすることができない内臓や血管などの働きを司っている神経で、活動時に優位になる「交感神経」と休息時に優位になる「副交感神経」に大きく分けられます。

朝から日中にかけては交感神経が、夕方から夜にかけては副交感神経が優位になる傾向があることから、つねにどちらかが優位になるシーソーのような関係にあるとイメージしている人が多いかもしれません。

しかし、正確には次の四つのパターンに分けることができます。

①交感神経も副交感神経も高い
②交感神経が高く、副交感神経が極端に低い
③交感神経が低く、副交感神経が極端に高い
④交感神経も副交感神経も低い

これは、自律神経の働きを機器で計測することで明らかになってきたもの。このうち心身の状態が最もよく、パフォーマンスが発揮しやすいのは、①の「交感神経も副交感神経も高い」状態のときになります。

これは、自律神経のバランスが理想的に取れた状態といえますから、一つの目標に向かってやる気が高まり、心身が充実します。また、脳に十分な血液が行き渡るため、集中力や判断力が増した、いわゆる「冴《さ》えた状態」ということもできるでしょう。

もちろん、いくらバランスが取れているといっても、前述したように、一日のうちでどち

らかが優位になる時間帯があります。また、集中しているときは交感神経が、リラックスしているときは副交感神経が優位になりますから、冴えた状態でも両者のバランスは小刻みに変化していると考えてください。

逆にいえば、このバランスが大きく崩れ、②と③のようにどちらかに傾くようになったり、④のようにともに低くなったりしたとき、私たちは心身に不調を感じるようになるのです。

前置きが長くなりましたが、うつの症状は、③の「交感神経が低く、副交感神経が極端に高い」ときに現れることが圧倒的に多いのです。

車の運転にたとえると、それは「アクセルを踏んでもスピードが出ず、ブレーキばかりが異常に利《き》きやすい状態」です。これでは思うように運転ができず、下手をしたら事故（＝うつ病）を起こすことになるでしょう。

メンタル面でも、自律神経のバランスはとても重要なこと。うつの発症は、自律神経の働きと密接な関係があるのです。

❖自律神経と「うつ」の関係は

自律神経のバランスがいい人の特徴は、見た目も若々しくイキイキしていて、何よりも人当たりがとてもよいところにあります。

私は「自律神経のバランスはまわりの人に伝染する」といういい方をしていますが、自律神経が整ってくると、職場の仲間、家族、友人など、自分を取り巻く人間関係も安定し、一人ひとりが皆、ハッピーになっていくのです。

たとえば、うまくいっている職場には、「この人がいるのといないのとでは雰囲気が違う」という、いわゆる「癒し系タイプ」がいるものです。

こうしたタイプが一人いるだけで仕事の能率は上がり、業績にも反映します。実際、彼らと接すれば、自律神経のバランスに優れた生き方をしていることがわかるはず。おそらく、前記①に該当《がいとう》するタイプでしょう。

これに対して、自律神経のバランスが乱れた人は、心がどこか荒《すさ》んでいるため、こうした「感じのいい人」はあまり近づいてきません。この状態が続くと人間関係に歪《ゆが》みが生まれ、気持ちは徐々に病んでいくでしょう。

こうした例からも、自律神経の働きに注目することで、うつの傾向がかなり深く読み取れるのがわかるはずです。

いや、これはうつに限った話ではありません。自律神経のバランスが崩れることで様々な病気や体調不良が発症することは、これまで述べてきた通りです。

うつになる人は、気力は減退し、やる気がなくなっていくタイプといえますが、前記②の「交感神経が高く、副交感神経が極端に低い」タイプの場合、かつての私もそうだったように、精神的なイライラや怒りっぽさが現れやすくなります。体の症状としては、頭痛、めまい、不整脈、慢性疲労、不眠など、枚挙《まいきょ》に暇《いとま》がありません。

最近の研究では、精神疾患の一つで、激しい動悸、発汗、震《ふる》え、めまい、頻脈《ひんみゃく》などに突然襲われ、強い不安感に陥る「パニック障害」も、交感神経が過剰に働く状態が続くことで生じることがわかっています。

心身の不調和によって引き起こされるこれら諸症状は、これまで因果関係が医学的に説明できないまま、それぞれの診療科で治療が行われてきました。今後、自律神経をキーワードにすることで、より有効な治療法も見つかっていくでしょう。

少なくとも軽度の症状であれば、食べ方のリズムを変え、呼吸のリズムを変えるだけで、心身は安定した状態に変化していきます。予防という側面で考えればこれで十分であり、医療機関に頼る機会も減っていくでしょう。

うつに関しても一つの病気としてとらえず、自律神経の不調和という大きな枠組みのなかでとらえ、対処法を見つけていったほうが、改善が進むはずなのです。

❖セロトニンも腸で作られる

こうした自律神経とメンタルの関係をふまえたうえで改めて注目したいのが、この本のテーマでもある、腸のむくみの影響です。

消化管である腸は自律神経に支配されているため、前記②〜④のような自律神経のアンバランスが続くと働きが低下していき、「血流障害→むくみ」というパターンをたどります。つまり、メンタルの影響が腸のむくみに現れる。これまで述べてきた通り、心のむくみは腸のむくみと重なり合うのです。

脳科学が大きな注目を集め、メンタルの問題も脳に結びつけて考えることが主流になっていますが、因果関係という点では、自律神経と腸のつながりのほうがハッキリと裏づけることができます。

その証拠というわけではありませんが、**うつの発症に深く関わっているとされているセロトニンも、その九五パーセントは腸で作られています。**

腸が蠕動することでセロトニンが分泌されるため、腸がむくむと、その分泌が低下することになります。ここにも腸とメンタルとの深いつながりが示唆《しさ》されています。

そもそも、脳と腸は自律神経を介して一つにつながっているわけですから、腸がむくんでいるときは脳もむくんでしまっているのです。脳のなかだけを研究するより、その相関関係に注目したほうが、心身の不調和の背景が見えてくるはずです。

こうした腸と脳の密接なつながりは「腸脳循環」と呼ばれ、従来考えられていた「脳→自律神経→腸」という一方通行ではなく、その逆、「腸→自律神経→脳」という方向でも情報が伝わることがわかってきています。

脳のストレスは腸に伝わり、腸のストレスは脳に伝わる。私たちの心と体は腸と脳の相関関係のなかに成り立っているのです。

そもそも、自律神経の支配下にある腸は、脳の支配をあまり受けていない「独立王国」のような存在です。そのため、手術のときに麻酔《ますい》をかけて脳が働かなくなっても、腸だけはちゃんと動き続けています。これまでの常識とは大きく異なりますが、腸から脳への影響のほうがずっと大きいかもしれないのです。

それだけではありません。こうした腸の影響力の大きさは、腸内細菌の働きによっても裏づけられます。詳しくは後述しますが、近年の研究で、腸内細菌のバランスが脳の発達に影響を与えていることもわかってきているからです。

驚く人が多いかもしれませんが、「脳が心と体をコントロールしている」というこれまでの考え方は、今後大きく見直されていく可能性があるのです。そのとき注目を集めるのは腸であり、その腸を動かす自律神経であることはいうまでもありません。

❖腸が元気になれば脳も元気に

腸の影響力の大きさについて、便秘と病気の関わりからさらに踏み込んでいきましょう。

実は、五〇代まで便秘は女性に圧倒的に多いのですが、六〇代になると男性にも増えていき、ここに様々な病気が関わってきます。

たとえば、脳内の黒質という部分の神経細胞が減ることで発症するパーキンソン病では、手足の震えや筋肉の硬直といった運動障害のほかに、便秘のような自律神経に関わる症状が現れることもわかっています。

うつ病にしても、患者さんの約半数に便秘傾向があるといわれています。うつ病のような精神疾患の場合、薬を服用するとさらに便秘がひどくなり、腸のむくみも進んでしまいますから、薬に頼るだけでは治りません。すると、腸を元気にすることがメンタルを改善していくカギであることが見えてくるでしょう。

うつ病まで行かなくても、食生活の乱れによって腸内環境が悪化すれば、血流は停滞し、必ず腸はむくんでいきます。むくんでいることと便秘がひどくなることは、体全体で見れば、ほとんど同じ現象だといえるのです。

また、病気と便秘の関係でいえば、糖尿病になった人のほぼ一〇〇パーセントが便秘に悩まされるようになります。生活習慣病やメタボリックシンドローム……これらも腸のむくみと決して無縁ではありません。

これに加えて注目したいのは、腸と免疫との関わりです。腸内環境を整えることは免疫力の強化にもつながりますから、便秘体質を改善し、腸を元気にしておくことは、病気の悪化を食い止めることにもつながります。

脳を元気にし、うつなどメンタルの低下を予防したりすることはもちろん、腸は心身の健康のあらゆる局面に影響を及ぼしているのです。腸という器官の影響の大きさをもう少し見直してもいいのではないでしょうか？

後述しますが、私たち現代人は、働き過ぎ、頑張り過ぎであることに加え、余計なことに少々頭を使い過ぎています。

頭の使い過ぎは脳をむくませ、自律神経のバランスを不安定にし、それは腸のむくみにも影響しますが、腸脳循環をふまえた場合、「腸→自律神経→脳」という逆のアプローチで改善していくことも可能なのです。

些細《ささい》なことで思い悩んでしまう人は、悩みモードに入りそうになったら、ゆっくり呼吸をし、まずは副交感神経を優位にすることを心がけてください。

呼吸をすることで肺が動くと、横隔膜《おうかくまく》が刺激され、腸の蠕動もうながされます。ゆっくり呼吸することで腸が動き始め、その影響は自律神経を介し、脳にも及んでいきます。そう、腸が元気になれば、脳も元気になるのです。

❖脳を元気にする腸内細菌の秘密

こうした腸と脳のつながりに関連して、近年、働く人たちの間で急増している「過敏性腸症候群」という病気が注目されています。

過敏性腸症候群は、ストレスによって引き起こされる便秘、下痢、腹痛などの症状を指し、①下痢型、②便秘型、③下痢と便秘を交互に繰り返す交替型、これらに分けられますが、メンタルが絡んでいるため、その発症パターンは少々複雑です。

たとえば便秘の場合、ストレス過多で交感神経が優位となることで起こりやすくなりますが、③に該当する人は、その状態で急に副交感神経が働き出すと下痢に見舞われ、やがて便秘と下痢を繰り返すようになります。

また、①と②の場合でも、プレッシャーのかかる場面で急に腹痛になり、下痢に襲われたり、便の出が悪くなったり、当人にとっては苦痛以外の何ものでもないでしょう。

とりわけ、①の下痢型については、通勤電車のなかで腹痛を起こし、途中下車して駅のトイレに駆け込んだり、大事な商談中に激しい便意を催《もよお》し中座せざるをえなかったりと、仕事に支障が出るケースも珍しくありません。

こうした過敏性腸症候群は、脳のストレスが腸のトラブルとなって現れる病気と考えられてきましたが、最近の研究では、腸が脳に影響を与えている可能性が示唆《しさ》されています。その一つが、前述した腸内細菌と脳の関わりです。

たとえば、カナダのマックマスター大学のステファン・コリンズ教授が、暗い部屋でも光を求めて動き回る「行動的なマウス」と、ほとんど動こうとしない「臆病《おくびょう》なマウス」の腸内細菌を互いに移し替える実験を行ったところ、両者の行動が逆転し、まったく性格が入れ替わってしまうことが明らかになりました。

腸内細菌のバランスは、脳機能を高める神経成長因子（ＮＧＦ）という物質の濃度に影響を与えるといわれていますから、アクティブなマウスは臆病なマウスより腸内環境が整っていたのかもしれません。

つまり、菌を移植したことで臆病なマウスの腸内環境が改善され、脳機能が活性化し、アクティブな状態に変化したと考えられるのです。

実際、アクティブに変化したマウスの脳を調べると、神経細胞の成長をうながすタンパク質のレベルが上がっていたという結果も出ています。これもＮＧＦが作用した結果かもしれませんが、注目しなければならないのは、「脳の変化に腸内環境が関わっているかもしれない」という点でしょう。

腸の不調がストレスを生み、心にも影響を及ぼすことは、「腸心理症候群」と呼ばれています。過敏性腸症候群もその一つに数えられますが、子供の自閉症やADHD（注意欠如・多動性障害）などの発達障害も、腸の健康状態が深く関与していることが指摘されるようになりました。

わかりやすくいえば、お腹が弱い人はメンタルでも不安を抱えやすいのです。メンタルの影響でお腹がトラブルを起こすこともありますが、腸の機能が低下し、むくむことで、メンタルが脅かされることもあるのです。

❖日和見菌を味方につける方法

最近では、マウスの実験にとどまらず、患者さんのお腹の腸内細菌を入れ替えることで病気を治す「便移植」も試みられるようになりました。

便を腸内に移植するなんて、とビックリする人がいるかもしれませんが、欧米では一つの治療法としてすでに導入され、オランダの研究グループの発表によると、下痢などを起こす感染症の患者の、実に九割に改善効果が見られたといいます。

日本でも、二〇一四年に臨床研究の一環として潰瘍性大腸炎《かいようせいだいちょうえん》の患者さんに実施され、その効果が検証されているところです。

こうした便移植については、まだまだ未知数なところが多いですが、腸内細菌と健康の関わりについては、異論を挟《はさ》む余地はないでしょう。

そもそも、私たちの腸内には約一〇〇兆個にもおよぶ様々な種類の細菌が棲んでいて、その重さは一・〇〜一・五キログラムにもなるといわれています。この菌たちを大きく分けると、私たちの体に有益な働きをする善玉菌と、悪い影響を及ぼす悪玉菌、そのときどきで優位なほうに味方する日和見菌《ひよりみきん》の三つになります。

このうち、ヨーグルトなどに含まれる乳酸菌やビフィズス菌が善玉菌の代表。ただ、腸内が善玉菌ばかりになれば健康が保証されるわけではなく、ここでも大事なのはバランスです。全体の七割におよぶ大多数派の日和見菌が、二割の善玉菌、一割の悪玉菌のどちらの味方につくかで、腸の健康状態が左右されるのです。

日和見菌が善玉菌と悪玉菌のどちらの味方につくか、その決定的な要因はハッキリわかっていませんが、私は自律神経の働きが深く関わっていると考えています。

なぜなら、腸内細菌の分布を示す「腸内フローラ」は、まず宿主である私たちが被るストレスに大きな影響を受けているからです。

つまり、**交感神経が優位な状態のときに悪玉菌が増え、日和見菌が加担することが多いの**

です。

逆にいえば、副交感神経の働きが高まると腸の蠕動が盛んになりますが、そうしたときに活躍するのが善玉菌です。どっちつかずだった日和見菌をなびかせて、腸内環境を私たちが心地よいと感じる方向に導いてくれます。

もちろん、腸内細菌に影響を与えているのは、ストレスばかりではありません。時間帯や食事の内容などにも影響を受けるため、たとえば病院に勤務する看護師の腸内フローラを調べると、平常時の勤務よりも、ストレスが多く食事が不規則になる夜勤時のほうが、悪玉菌が優勢になります。

前述の過敏性腸症候群になると、悪玉菌の割合がさらに増え、味方になびいた日和見菌とともに腸内環境を荒らし回るようになります。その結果、腸はどんどんむくんでいき、ひどい腹痛、便秘、下痢に見舞われることになるのです。

免疫学の第一人者である順天堂大学医学部の奥村康《おくむらこう》名誉教授は、「副交感神経の働きが低下するとリンパ球の機能も落ちるため、免疫力が低下し、風邪をひきやすく、ガンにもなりやすくなるなど、病気のリスクが増大する」と述べておられます。

腸内環境を整え、副交感神経の働きを高めることは、脳機能の回復のみならず、病気のリスクそのものの低減にもつながるのです。

❖腸内環境を変える三つのステップ

どちらにせよ、腸内フローラが悪玉菌優勢になってしまったら、心身に様々な不調が現れ、最悪の場合、ガンの発症にもつながります。こうした状況を変えていくには、単純明快に、副交感神経の働きを優位にし、腸内の善玉菌を増やしていくしかありません。

「善玉菌をペットだと思って飼うようにしてください」——腸と健康の関係について話をするとき、私はこんないい方をしていますが、善玉菌というペットをかわいがるには、これまでの章で述べてきた生き方のリズムを意識しつつ、食事の改善を図っていくことが重要になってきます。

ここでは次の三つのポイントに絞って解説することにしましょう。

①ヨーグルトや漬け物を摂り、善玉菌を腸に取り込む。
②善玉菌のエサになる「糖」を効率よく補給する。
③納豆を食べて悪玉菌の増殖を抑制する。

ヨーグルトの効用については第三章で取り上げた通りですが、ヨーグルトに含まれる乳酸菌やビフィズス菌は体外に排泄されやすいため、腸内に長くとどまってくれる漬け物由来の乳酸菌（植物性乳酸菌）も意識して取り入れるようにします。手軽に摂れるという点では、料理にも使えるキムチがおすすめでしょう。

こうした善玉菌を補給したあとは、善玉菌の好物となるオリゴ糖や食物繊維を豊富に含んだ食品を摂るようにしてください。バナナ、大豆、納豆、ゴボウ、アボカド、海藻《かいそう》、キノコ類などの食品が、これに該当します。

また、納豆に含まれるジピコリン酸には、悪玉菌の増殖を抑制する働きがあることがわかっています。たとえば、何も添加していないシャーレには悪玉菌を含む様々な雑菌が見られますが、ここに納豆一パックぶんのジピコリン酸を添加すると、繁殖《はんしょく》していたシャーレ内の雑菌が三日ほどでいなくなってしまいます。

こうした方法で効果的に善玉菌を増やしていくと、腸内環境が短期間で改善され、腸のむくみがスムーズになくなっていきます。

難しい理屈を口にする前に、何よりもまず腸内環境を改善すること。日頃からお腹の調子が悪い人はなおさらです。最初は少し面倒かもしれませんが、善玉菌が腸内で増え始めると、家族の一員のように自分に尽くしてくれるのです。

私はこれまで数多くの患者さんの腸の状態を診てきましたが、腸が元気な人でうつになっ

てしまったケースを見たことは一度もありません。メンタルの予防という観点でいっても、善玉菌の活用はきわめて有効なのです。

副交感神経を優位にし、腸の善玉菌を増やす——これは、「むくみ知らずの生き方」を実現させるうえで大きな助けになるでしょう。

❖腸は「チョイ悪」も受け容れる

腸内細菌について研究する過程で明らかになってきたことの数々は、健康面にとどまらず、私たち一人ひとりの生き方にもフィードバックできることばかりです。

たとえば、「善玉菌、悪玉菌、日和見菌の割合が腸内でバランスを保っていることで、心身の健康が保たれている」と述べてきましたが、こうした腸内細菌のバランスは、社会の縮図そのものであることがわかります。

あるテレビ番組の依頼で、「長寿の里」と呼ばれた山梨県上野原市の棡原《ゆずりはら》に住んでいるお年寄りの腸内環境を調べたことがありますが、便通がよく、とても元気な長寿者でも、悪玉菌は一定の割合で存在していることが確認できました。

つまり、いくら腸が元気でも、悪玉菌がまったくなくなってしまうわけではないのです。

腸内環境しかり、政治やビジネスしかり、「反対勢力」がある程度存在していないと健全ではない、活性化しないということでしょう。つまり、悪玉が存在するからこそ善玉も光る、仲良し軍団ではダメだということです。

これは企業にもいえることで、日本では学閥のようなものがあり、本人の実力よりも「どこの大学を出たか」が重視されるところがありますが、欧米はあくまでも実力主義、卒業した大学は関係ありません。同じ大学の出身者で固めてしまうと馴《な》れ合いになって、組織が活性化しないことを、欧米人は経験的にわかっているからでしょう。

ときに和を乱す悪玉菌が存在していても、それはそれでいいスパイスになり、プラスの働きをすることだってありえるわけです。

日本が不景気と呼ばれて久しいのは、こうした異分子の存在を取り込もうとせず、同じ菌ばかりのコロニーに棲もうとしているからなのかもしれません。どんな組織も、異なるものが混じり合った混成部隊であったほうが、活力が得られ、新しい発想やイノベーション（技術革新）が生まれやすくなるはずです。

では、人にたとえてみましょう。真面目すぎると面白みに欠けてしまいますが、あまりたちが悪いのも問題で、しかし「チョイ悪」くらいならば、かえって周りに愛されます。組織の潤滑油として大事な役割を発揮することもあるでしょう。

このように、善玉、悪玉、日和見……そのいずれも取り込んでしまう腸は、決して杓子《しゃくし》定規《じょうぎ》ではなく、善も悪も、どちらでもないグレーなものも受《う》け容《い》れる「器の大きさ」を持っているのです。

そして、むしろ脳のほうが、こうした包容力に欠け、物事をシロかクロかで判断しようとする融通《ゆうずう》の利《き》かないところがあるといえます。

❖腸は「第一の脳」である

腸と脳のつながりに関しては、もう一つ、忘れてはならない大事なポイントがあります。それは、生物の起源は腸にあるということです。

「腸は第二の脳」という言葉を耳にしたことがあるかもしれませんが、生物の進化の歴史をたどっていくと、腸は脳が形成される前から生物の体に備わり、食べ物の消化吸収という、生きることとの根本に関わっていたことがわかっています。

要するに、**脳よりも腸のほうがはるかに古い歴史を持っており、腸から見たら脳は、新参者に過ぎないのです。**

一つの個体の発生のプロセスをたどった場合でも、ほとんどの動物は脳や心臓などではなく、まず「原腸」という原始的な腸管から形成されます。

たとえばヒトの発生を見ていくと、受精卵が分割し、どんどんと大きくなっていく過程で、まず胞胚《ほうはい》という内部が空洞のゴムボールのような形状になり、この表面の一部が陥入することで、原腸が生まれます。

こうして変化した胞胚が、やがて「外胚葉《がいはいよう》」「中《ちゅう》胚葉」「内《ない》胚葉」という三つの部位に分割され、このうちの外胚葉から神経が、次いで脳が形成されていきます。背骨や筋肉は中胚葉、腸は内胚葉から形成されていきますが、最初に腸の原形が生まれ、そこから様々な臓器が派生していくことに変わりはありません。

樹でいえば、原腸が幹にあたり、脳、心臓、肝臓、筋肉、骨などは、幹から伸びた枝葉なのです。私たちがこうして生きている原点は腸にある、脊椎《せきつい》動物以降の進化した生物は、すべて腸から始まっているのです。

こうした腸の存在感は、体じゅうに張り巡らされた自律神経のネットワークをイメージすることでさらに際立ってきます。

自律神経のネットワークは、血管に沿うようにして張り巡らされていますが、その血管の長さは、地球の赤道の二周半にあたる一〇万キロメートルにも及ぶといいますから、ものすごい規模の通信網なのです。

自律神経は、細胞に栄養と酸素を送り届けるライフラインである血流を支配することで、結果として、何十兆にも及ぶ細胞を支配しているということになります。

ただ、そのほとんどが無意識のうちに営まれていますから、なかなか実感しにくいのかもしれませんが、私たちの生命は、まちがいなく自律神経によって操られています。生きるという一点に焦点を当てれば、脳よりもはるかに重要な組織である、そういっても間違いありません。

　この自律神経と連携しながら生命活動を陰で支えているのが腸という器官の本当の姿。ここに生命の発生という壮大なバックボーンを加えたら、「腸は第二の脳」どころか、「第一の脳」と呼んでもいいくらいです。決して誇張などではなく、まさに「人生を決めるのは脳が一割、腸が九割！」なのです。

　皆さんはこの事実をどこまで自覚してきたでしょうか？　むしろ「脳が九割、腸が一割」くらいの感覚だったのではないでしょうか？　だとしたら、思うような生き方ができなかったとしても仕方がありません。生物として見たら、大事なものを蔑《ないがし》ろにする、まったく逆《さか》さまの生き方をしてきたわけですから。

　いい換えれば、この逆さまをひっくり返して、生物としての原点に戻る――まさに**「腸が九割」の世界に生き方をシフトしていくことが、自己の能力を最大限に発揮し、快適に生きていく一番の秘訣といえるのです。**

❖「バカの壁」ではなく「腸の壁」

腸の分野の研究は、便を扱うことが多いこともあり、専門家の間でも汚いと敬遠され、日陰者のように扱われてきたところがありました。

しかし、腸の働きを調べていけばいくほど、そのスケールの大きさ、奥の深さに圧倒されます。生命活動のあらゆる場面に深く関わり、私たちの健康、若さ、元気の源として働いている実態が見えてきます。汚いものを忌《い》み嫌《きら》ってきたことで見落としてきた「真理」が、そこには確実に存在するのです。

人生の主役のように振る舞っている脳にしても、腸が元気に働いていなければ、エネルギーも受け取ることができず、思うように成長できません。腸という支えがあるからこそ、その機能をフルに発揮できるのです。

いわゆる「頭のいい」人たちは、こうしたつながりが理解できず、それどころか、腸のほうが最初に存在していた「大先輩」であることを忘れてしまっています。これでは、体調管理一つ、満足にすることはできないでしょう。結局のところ、腸を粗末にしている人は、脳も粗末にしているのです。

たとえば、いまの社会で優秀だといわれている人のなかには、物事をつねに頭で処理しようとする人が少なくありません。こうした人は、自分自身が心地よいと感じているのか、不快だと感じているのか、「体の声」を無視してしまいがちです。

体の声の最たるものが、お腹の声、腸の声といってもいいでしょう。それは、むくみや血流障害となって現れます。ときにはお腹の痛み、あるいは下痢や便秘としてサインを送ってきますが、頭で処理してばかりの人は、なかなかこれに気づきません。

いわゆる「秀才タイプ」がこれに当てはまるのかもしれませんが、彼らはどこか線が細く、決してタフだとはいえません。肝心なところで頼りになる「超一流」の人は、自律神経を介し、腸とも上手に付き合っているのです。

「腹が減っては戦《いくさ》はできぬ」という言葉がありますが、それは単に空腹を満たさないと働けないことを意味するのではありません。いくら栄養のあるものを食べようが、腸が動いていなければ消化もできない、そのことを思い出してください。その本質は「腸がしっかり働いていないと戦えない」ということなのです。

ここ一番で踏ん張って、私たちを支えてくれているのは、脳ではなく腸です。脳を中心に組み立ててきたこれまでの発想を見直し、「腸のむくみを取る」という単純なところから、生き方の本質を変えていくべきでしょう。

かつて、解剖学者の養老孟司《ようろうたけし》氏の『バカの壁』という本がベストセラーになり、大きな話題を集めたことがありましたが、これからの時代、生き方を見直すための大事なエッセンスは、脳よりも腸のなかに潜んでいます。

その意味では、「バカの壁」ではなく、「腸の壁」のほうが重要。「腸の壁」は、食べ物の栄養など体に必要なものを取り込むための入り口ですが、これがうまく働かないとむくみはじめ、私たちから元気や魅力を奪っていきます。

結論はやはり、自律神経を安定させること。ストレスケアが下手な人は、まず腸を元気にすることを意識し、壁を越えていきましょう。

最終章では、「むくみ知らずの生き方」を実現させていくための秘訣《ひけつ》について解説していきたいと思います。

この章のポイント

①交感神経の活動が低く、副交感神経の活動が極端に高いとき、うつになりやすい。
②うつの発症に深く関わるセロトニンも、九五パーセントは腸で作られている。
③「腸→自律神経→脳」という、従来の常識とは逆の方向からも情報は伝わる。
④脳の変化に腸内細菌の働きが関わっている可能性が高い。
⑤最初に腸の原形が生まれ、そこから脳をはじめ様々な臓器が派生した。

第七章　むくみ知らずの生き方

❖実は身近な「超一流」

ここまでお読みになって、むくみに対して思い描いていたイメージがだいぶ変わったのではないでしょうか？

顔や脚のむくみを取りたいと思っていた人は、そうしたむくみが人生のむくみとつながっていることなど、これまで考えてこなかったかもしれません。でも、そこにむくみの本質があることが見えてきたでしょう。

私は、講演やインタビューなどの機会があるたびに、「自らの人生を切り開き、自由に生きていくためのヒント」についてお話ししてきました。

同業の医師、研究者、アスリート、芸術家、職人、政治や経済の専門家まで、様々な分野の人たちと接していくなかで気づいたこと、学んだことをお伝えしているわけですが、そのカギとして用いてきたのが「超一流」という言葉です。

読者の皆さんのなかには、「超一流なんて自分とは無縁の世界の話だ」と思っている人がいるかもしれません。しかし、私がお伝えしたいのはもっと身近なこと。それは、この本で取り上げてきたむくみの問題と重なってきます。

この本でずっと取り上げてきたテーマ、「むくみ」と重ねながら考えてみてください。

簡単にいえば、「超一流」の人とは、むくみ知らずの生き方をしている人。彼らは、様々な人生経験を積んでいくなかで、「むくみ知らずのコツ」を身につけた、だからこそ「超一流」といえる生き方が体現できるようになったのです。

実際、自らの技術がどれほど優れていたとしても、それを支える心や体がむくんでいたら、仕事のクオリティーは低下します。その状態が続けば、せっかく身につけた能力も、どんどん枯渇《こかつ》していくでしょう。

ところが、「むくみ知らずのコツ」を体得し、自らの仕事を淡々と着実に遂行《すいこう》している人は、どんな立場や境遇にあっても、まがうかたなく魅力的です。

私自身が目指しているのも、そんな生き方にほかなりません。いきなり高いレベルに達することはできませんが、これまでの章で述べてきた生き方をコツコツと続けていけば、その感覚は徐々に身についていく、そう信じていますし、効果も上がっています。

私が大事にしているのは、「ほんの一ミリでもいいから前に進む」ということです。そこで問われてくるのは、頭のよさではなく、腸の健康です。頭脳で勝負できないと思っている人でも、腸の健康ならば何とかなるはず！

そのため、腸のむくみを取るにはどうしたらいいか——日常のなかで常にこの点を考えるようにしてください。腸のむくみが取れれば脳のむくみが取れ、思考にもプラスの影響が及びます。徐々にデキる人に変わっていくでしょう。

この章では、むくみ知らずの生き方を実現するうえで大事なことを、日常生活の視点から解き明かしていくことにしましょう。

❖脳より腸を意識する

これまで述べてきたように、私たちの体の中心には、口から肛門まで続く一本の消化管が伸びています。

広い意味では、この消化管全体が腸に当たりますから、私たちの体は、「首から下はすべて腸」といっても過言ではありません。

腸がむくんでしまうと、体全体がむくんでしまう——いや、腸の働きがアウトならば、人生もアウトなのです。あなたは日常のなかで、こうした意識をどれくらい持ってきたでしょうか?

一つのケーススタディとして、私がこれまで出会ってきた患者さんをモデルに、むくみ腸の改善に取り組んだ人の日常を追いかけてみることにしましょう。

まずは、サラリーマンのAさん(三五歳・男性)。私のアドバイスを聞いた彼が最初に実践したのは、「六の法則」を意識し、食事のリズムを整えるということ。いつもより三〇分早起きして、コップ一杯の水をゆっくり飲み、テレビで朝のニュースを見ながらカットしたバナナをヨーグルトに入れて食べるようになりました。

どれも簡単なことですが、独身のAさんは、そんなことすらしないまま、いつも慌ただしく家を出て、電車に揺られていました。

余裕があればコーヒーを飲み、パンを口にすることもありましたが、それは日によってまちまち。栄養が足りないかもしれないと思い、出社前に栄養補助食品を摂ることはあったものの、それもその日の気分次第……。

また、日中は仕事に追われて、お昼ごはんの時間もまちまち。残業があるため、夕食が深夜になることも珍しくありませんでした。

こんな毎日を続けていたらむくんでしまうのも仕方がない――。

Aさんは、二〇代の頃に比べて疲れやすく、血圧も高め、ここ一番で元気が出ない自分に内心不安を感じていました。ただ、健康診断の数値がとびきり悪かったわけでもなかったことから、自己管理をずっとなおざりにしていたのです。

大事なのは食事の内容ではなく、食事のリズム――そのことがわかった彼は、前述したように、朝の習慣を改めることから始めました。

この程度のことならいつでもできたはず。でもAさんは、自己管理というと、もっと厳しく食事制限したり、しっかり運動をしたりする必要があると思い込んでいたのです。

効果は二週間ほどで現れました。朝ごはんの習慣をつけるだけで、昼と夜の食事の摂り方にも自然と意識が向かうようになり、暴飲暴食が減っていったのです。夜遅くに食事を摂らなくなっただけでも、朝の目覚めはだいぶ違います。

そして、スムーズなお通じ。睡眠と排泄のリズムが整っていき、心も体もスッキリ、自分がいかにむくんでいたかが自覚できるようになりました。

いまでは、いちばん体が身軽だった二〇代の頃の体重に戻していくべく、体重計に乗ることを日課にするようになりました。食事のリズムを整えるだけでも体重は落ちていき、お腹のたるみも目立たなくなってきましたから、ここから先は無理せずゆっくりと、体重管理をしていくつもりのようです。

❖腸の声に耳を傾けると

もう一人は、OLのBさん（二八歳・女性）。彼女はひどい便秘に悩まされていたことがきっかけで、私のすすめる食事改善に取り組むことになりました。

Bさんの場合、便秘に悩まされていた原因は、極度のストレス。頼まれると嫌とはいえない彼女は、いつもたくさんの仕事を抱えてアップアップ。食事をつい後回しにしてしまうことが多かったため、リズムどころではなく、いつしか便秘が当たり前になっていたのです。

その彼女がまず心がけたのは、ゆっくりとした呼吸法。四秒吸って八秒吐く「四・八呼吸」を、仕事が行き詰まって、息苦しさを感じるたびに実行しました。

とにかく、落ち着くこと、慌てないこと。それまでもそういい聞かせていましたが、その思いとは裏腹に、忙しいときはいつもイライラしていました。

こうした負の循環から脱け出すことができたのは、とにかく呼吸のおかげでした。難しいことを考えず、とにかくゆっくり息を吸って吐く――私のアドバイスを覚えていたBさんは、素直にそれだけを繰り返したのです。

すると次第に気持ちが安定し、ゆっくりのほうがかえって効率よく仕事ができる、そうしたコツがわかってきた彼女は、食事をゆっくり食べることも意識するようになりました。

朝も早く起きて、ごはんをよく嚙んで食べる。そして、時間に余裕があるときは、会社の近くのカフェでコーヒーを飲んでから出社するのです。

栄養バランスについてとりたてて考えたわけではありません。甘いものなど糖質の量を無理に減らしたわけでもありません。

「六の法則」を意識しながら、そのとき食べたいと感じたものを食べていただけなのですが、不思議なことに、それだけでお通じの回数が増え、あれだけひどかった便秘にも悩まされなくなりました。

すると、いつしかBさんは、職場でも自然に笑みを浮かべられるようになっていました。「自分はむくんでいたんだ」——いまならばハッキリとそれがわかります。

生活のリズムを整えるだけで、こんなに心地よく過ごせるのであれば体調管理も難しくありません。仕事の量はこれまでと変わっていませんが、前よりも積極的に、てきぱきとこなしている姿に、周囲の評価も自然と高まっていきました。

……どうでしょうか？　こんなに簡単に良くなるはずがない、そう感じた人がいるかもしれませんが、私のまわりでこうした変化を体験している人は少なくありません。

皆さんは自己管理の方法というものを、少々難しく考え過ぎていたのです。

頭のなかで難しいものだと勝手に思い込み、何も実行してこなかっただけ。あなたの生命を支えている肝心《かんじん》のお腹には、何も相談してこなかったのです。

お腹にどっしりと収まっている腸は、快適であるかどうかで、働きが活発になったり鈍ったりする、とても正直な器官です。不快なことはむくみとなって現れますから、注意していれば誰でも確認することができます。これまで述べてきたように、こうした腸のむくみを取るには、「ゆっくり」が一番なのです。

「忙中閑《ぼうちゅうかん》あり」といいますが、すべてはあなた次第。なぜなら、ここで最も問題になるのは、物理的な忙しさではなく、心の忙しさだからです。

忙しいからといって慌てるのではなく、そうしたときこそ落ち着いて考える。ゆっくり呼吸し、ゆっくり食べる。心地よい生き方の基本となるのは、たったこれだけです。これを日常の様々な場面に応用してください。

そうすればあなたは、自分の望む方向に、少しずつ変わっていくことでしょう。

❖心のむくみを回避する最高の術

このように日常を整え、腸のむくみを改善するコツがつかめたら、次は「むくみ知らずの考え方」を取り入れるようにしてください。

通常、「自分を変えたい！」と思っている人は、自己啓発の本などを読みながら、いきなり考え方を変えようとするかもしれませんが、前述したように、そう思っている人の多くは、心も体もむくんでしまっているはず。

むくんでいる自分に対して「このままではまずい！」と感じるからこそ、そういう感情が湧いてくるのだといえますが、思うだけでは何も変われないのも事実。そもそも、むくんでいるかぎり、体は重く、気持ちはネガティブになりがちです。前向きな発想もできませんから、思うようにいかないことに出くわすと、「自分にはできない」「自分はダメだ」と思い込んでしまうことになるのです。

こうした悪循環から脱け出すために、まずコンディションを整えてください。そうすれば無理に前向きになろうとしなくても、自然に体が変わってきます。もちろん、体が変われば心も変わり、それは生き方にも反映されていくでしょう。

副交感神経の働きは、年齢を重ねるとともに低下すると述べてきましたね。いい換えれば、年齢を重ねるとともに、自律神経のバランスを整え、むくみを防ぐための知恵が必要になってくるということです。

この知恵をつかんでいる人とそうでない人とでは、生き方が大きく違ってきます。それまでの人生を通じ、その人がどれだけ生きる知恵を身につけてきたか……それが見た目にも、言葉にも、ふるまいにも現れてくるのです。

こうした生きる知恵を若くして体得している一例として、四〇歳を目前にして日本最速のオートバイレーサーとして活躍する秋吉耕佑《あきよしこうすけ》選手を紹介しましょう。

秋吉選手は、二〇一二年、テスト走行中に転倒し、左大腿骨頸部《だいたいこつけいぶ》を骨折、一ヵ月半の入院生活を余儀《よぎ》なくされるという選手生命の危機に見舞われたことがあります。通常ならば、そのシーズンでの復帰は絶望的な状況ですが、驚異的な回復力を示し、事故からわずか四ヵ月後に復帰。七月のレースでは、見事に優勝も飾っています。

こうした結果を残しただけでも十二分にすごいことですが、それ以上に私が驚いたのは、事故直後の彼の振る舞いです。

ヘリコプターで運ばれ、私が所属する順天堂医院で緊急手術を行ったのですが、手術後、病室を訪れた私への第一声が、「先生、コケちゃいました」……ニコニコ笑いながら、悲愴《ひそう》感が微塵《みじん》もないのです。

苦しいときこそ笑みを浮かべるといいましたが、彼の場合、ごく自然にそれができる。副交感神経への切り替えに、とても長《た》けているのです。

こうした切り替えのうまさは、起きたことへの見極《みきわ》めの速さといってもいいでしょう。

事故で大ケガをしたことは事実なのだから、まずそれを受《う》け容《い》れる。「ああすればよかった、こうすればよかった」という思いが湧いてきても、自分を責めず、「これからどうしたらいいか」に意識を向ける……私はこうした切り替えを「諦《あきら》める力」と呼び、心のむくみを回避するための最高レベルの解決法だと理解しています。

そんなことはとてもできない……大きな失敗をしたり、不運に襲われたりしたら、もっと慌てふためき、怒り、自分を見失ってしまうかもしれない……そう思う人が多いかもしれませんが、ある一つのことを守るだけで、誰もがこの力を身につけていけるようになります。

——それは、「人のせいにしないこと」です。

失敗や不運を人のせいにするからこそ、怒りが湧いてきたり、恨みたくなったり、悲観したり、ネガティブな感情が増幅されたりしますし、そもそも、こうした感情を持ったところで、いいことは何もありません。

いいことがあるどころか、ストレスがさらに増大し、自律神経が乱れ、心のむくみは増すばかり。事態はますます悪化していくだけでしょう。

不運に見舞われたら、ただ心のなかで「誰のせいでもない、誰のせいでもない」と唱えるのです。簡単にはできないかもしれませんが、するべきことはそれだけ。特別な能力は必要ありません。

❖人のせいにするのをやめると

「人のせいにしない」ということは、要するに「自分の責任で生きる」ということです。

すべて自分の責任だというと、つらいことをすべて背負わなければならないような、悲愴感あふれるイメージが湧いてくるかもしれませんが、そんなことはありません。簡単にいえば、そうした自覚を持つことで「吹っ切れる」のです。

こうして吹っ切れると、不思議なことに肩の力が抜け、やる気が湧いてきます。

考えてみてください。そんなふうに吹っ切れないまま、「あいつが悪い」「こいつが悪い」

といっているほうが、ずっとつらくありませんか？　すると、やる気も湧いてきませんし、心や体がむくんでいくだけですから、もちろん健康にもよくないでしょう。

諦めさえすれば、そして人のせいにするのをやめさえすれば、実はラクになれるのです。

前述の秋吉選手は、時速三〇〇キロのスピードで走るロードレースの世界に身を置きながら、レース前もまったく緊張する素振《そぶ》りを見せません。周囲の人とニコニコしながら雑談し、記念写真に収まり、いざスタートとなったら「じゃあ行ってきます」といって、人間業《わざ》とは思えない世界に入っていきます。

いきなり彼のように振る舞うことは難しいかもしれませんが、自律神経の働きを絶えず意識し、バランスを取ることを心がけていけば、一ミリずつでも近づいていけるはず。そう、誰かのせいにすることさえやめればいいのですから。

「むくみ知らずの生き方」を知っている人たちは、交感神経が優位になるようなストレスの多い環境下でも、肩の力をスッと抜き、ゆっくり呼吸をし、自分らしく振る舞おうとします。

一方、体のむくみに悩まされている人は、心のむくみには目を向けません。目に見えるところにある不快なものだけを取り除こうとするため、その背後にあるもっと大きなむくみを、いつまで経っても取り除くことができないのです。

ましょう。

❖「超一流」の人たちの裏技

ここで、「体の声を聞く」ということについて、もう少し踏み込んで考えてみることにしましょう。

一般的に、仕事ができる人ほど忙しく、体の声を聞くのがおろそかになります。本当は体の声をしっかり聞いたほうが、自分の感覚を研《と》ぎ澄《す》ますことができ、体調管理にもつながるはずなのですが、なかなかそれができません。

むくみの問題にしても、心がむくんでいることにも気づかず、どんなストレスを抱え、何につらさを感じているか、見落としてしまいます。

そして、体の症状に現れて、ようやく「何とかしよう」という問題意識が生まれるのですが、気がついたら大病を患《わずら》っていた、などということも多々あります。

体の声を聞くといっても、もちろん実際には難しい部分もあるのですが、自分のいい加減さが理解できていれば、対処法も見えてきます。

その一例として、日本を代表するコンサルティング会社「アクセンチュア」の前会長、村《む》山徹《やまとおる》さんのエピソードを紹介しましょう。

村山さんが属しているコンサルティング業界は、ご多分に漏れず、生き馬の目を抜くような世界。超多忙な毎日を送っている村山さんは、いきなり大病に見舞われないよう、簡単なルールを設けているといいます。

それは、「どんな些細な体の症状でも、それが二週間続いたら病院に行く」というもの——便秘であっても、咳《せき》やのどの痛みであっても、体のだるさであっても、「大丈夫だ」と安易に思ったりせず、心のどこかで注意を払う。そして二週間後には、どんなに忙しくても病院に足を運び、検査してもらうことを徹底しているのです。

本当は自己管理できる余裕を持つことがベストですが、多忙な村山さんはその点を半ば諦め、病院に行くフットワークのよさを大事にしています。そうして、医者の助けを得て、体の声の聞き取り不足を補っているということでしょう。

忙しい人は、心のどこかに健康への不安を抱えながら、あまりそれを明らかにしたくないという矛盾《むじゅん》した気持ちを持っています。

病気を直視したくないという、その気持ちはわからなくはありませんが、逃げれば逃げるほど不安は大きくなり、自律神経のバランスを乱します。こうした不安によって体調はさらに悪化していくことになるでしょう。

検査を受けることで病気が発見される可能性があるのは確かですが、それよりも怖いのは、病気への不安が蓄積され、自律神経へ悪影響をおよぼすことです。

体の声に敏感な人は、不安から逃げ続けることをよしとせず、逆に向き合おうとする勇気を持っています。自分の体の現状をきちんと把握して、対処法を考えるリアリストといっていいかもしれません。

心のなかにある怖いという気持ちはなかなか変えられない。村山さんは、だからこそ「二週間」という期限を設け、行動に移しているわけです。

自分の性格を無理に変えたり、克服しようとしたりしているわけではありません。ただ、ルールを定め、それに従うようにする。これも、前述した「切り替えの速さ」に通じる話かもしれません。

このように、むくみ知らずの人たちは、余計なことに煩《わずら》わされず、やることはやる、難しいことは考えず、感じたことを行動に結びつける、ちょっとした裏技の持ち主なのです。

❖これまでの人間関係を手放す効用

この世の中には、ジェラシーが常に渦巻いています。出る杭《くい》は打たれますし、ちょっとしたことで反感を買い、足を引っ張られることもあるでしょう。

ジェラシーを持たれるようなことは避け、組織のなかでは和を保つことを考えるというのが、日本流の処世術なのかもしれません。しかし、それではストレスが溜まるばかり、我慢が続くと心はどんどんむくんでいきます。

実は、むくみ知らずの生き方で大事なのは、開き直ることです。

心に余裕がある人は、自分がどう思われているか、人の批判が必要以上に気になりません。こうした生き方ができる人たちは、出る杭は打たれるというなら、どんどん出ていって、つぶされないくらいの存在になろうとするのが常です。

いちど突出してしまえば、周りはかえって批判しづらくなり、「あの人はそういう人だから」と、次第に認められるようになるものです。

しかし、ジェラシーの渦のなかにいるかぎり、どれほど健康に気を遣おうと、心のむくみは解消できません。同じようにむくんだ人たちと徒党を組み、表面的には周囲におべっかを使いながら、陰では愚痴や悪口ばかりいうようになります。これでは、とても健康的とはいえません。

そこで、ほんの少しだけ勇気を出して、ネガティブな言葉を発するのをやめるようにしてください。第一章で「見ざる、言わざる、聞かざる」という三匹のサルを飼うことをすすめましたが、悪口をいわないことは「言わざる」に当たります。すると、これまで馴染《なじ》んできた人間関係に距離が生まれ、自然に理想の間隔まで離れていきます。

最初のうちは、孤独を感じる場面も出てきます。しばらくはその孤独を受け入れ、思索をしたり、静かに仕事に打ち込んだりするといいでしょう。

しかし、**孤独は決して悪いものではありません。これまでの人間関係を見直すようになった証《あか》しのようなものなのです。こうして、これまでの人間関係を手放して初めて、新しい人間関係が生まれます。**

あなたが陰口をいうことにうんざりしているとしたら、きっと同じ波長の人たちと付き合えるようになるでしょう。「類は友を呼ぶ」という言葉があるように、実はあなた自身が人を選んでいるのです。自律神経のバランスがよくなれば、そうしたバランスのよい人たちとの付き合いがはじまります。

寂しいと感じるのは最初の一歩だけです。その一歩さえ踏み出せば、人生はポジティブな方向に動き出します。

❖長所を伸ばすより短所を見つめる

さて、コンプレックスは、誰もが少なからず持っているもの。そのコンプレックスに押しつぶされ、ウジウジと悩み続ける人がいる一方で、コンプレックスをバネにして、プラスに変える人もいます。

この違いはどこにあるのか？　私は第五章で述べた「ストレスを客観視する」ことの応用

として、「自分の性格の客観視」をすすめています。

まず、紙に自分の「長所」と「短所」をざっと書き出してみてください。書き出していく段階で、すでに自分自身を客観視していることになりますから、それだけで心がスッキリ軽くなる人がいるかもしれません。

もちろん、スッキリしなかったとしても問題はありません。次は、書き出した長所と短所のうち、「短所＝コンプレックス」のほうに目を向けるのです。

嫌な気分が湧いてくるかもしれませんが、実はここにちょっとしたマジックがあります。短所を裏返すと長所に変わってしまうからです。

たとえば一流のスポーツ選手には、子供のころ虚弱体質に悩まされたというエピソードが多々あります。ひ弱な自分を変えていきたいと一念発起《いちねんほっき》し、スポーツを始めたことで、自分の長所を発揮する場を手に入れたわけです。

長野オリンピックのスピードスケート五〇〇メートルで金メダルをとった清水宏保《しみずひろやす》さんは、幼少時に気管支喘息《ぜんそく》に苦しんでいましたが、その最たる例ではないでしょうか。

これは、長寿のお年寄りにも同じことがいえます。彼らも必ずしも生まれつき健康だったわけではなく、むしろ若い頃は虚弱体質だったり、何かしらの持病を持っていたりしたケースが珍しくありません。健康ではないという現実があったからこそ、健康になるための知恵を身につけ、それが長寿につながったのでしょう。

世の中で成功し、「超一流」と呼ばれる存在になった人は、たいていの場合、こうしたマイナスからスタートしたエピソードを持っています。彼らはマイナスを受け容れ、脱け出す努力をしたことで、短所を長所に変えたのです。

教育の世界では「長所を伸ばす」ことがすすめられますが、私は「短所に目を向ける」ことのほうが、むしろ大事だと感じます。

自分の弱い部分に目をつぶり、得意なことばかりやっていても、その人を「超一流」に押し上げる「総合力」はつきません。一芸に秀《ひい》で、天才的な感覚を持っていたとしても、短所が足を引っ張り、どこかで頭打ちになるでしょう。

得意なことを伸ばすのは、その本人にとって容易なことであるはずですから、むしろ短所に目を向け、長所に変えるステップが必要なのです。

本書で書いたとおりに、むくみを取り、心の余裕ができれば、徐々に活力が湧きます。そうなったら、その活力を使って、ぜひ「短所の克服」に努めてください。

短所の克服といっても、紙に書き出した項目を一つひとつチェックし、簡単にできる身近なことから対処していくだけで構いません。

たとえば、早起きが苦手だという人は、まず五分早起きしてみる。それができたら、次は一〇分に延ばす。あるいは、こうした早起きの習慣を一週間続ける。次に一ヵ月続けてみる。このくらいのチャレンジでいいのです。

小さな自信が蓄積していき、気力が充溢《じゅういつ》してくると、自己肯定感が増します。自分のことが好きになっていき、悩みのタネだった「短所＝コンプレックス」も次第に気にならなくなっていくことでしょう。

❖就寝前の「三行日記」のすすめ

ここまで自分について書き出すことの効用について、様々な角度から述べてきました。

私がもう一つおすすめしたいのは、一歩進んで「文章を書く」こと。しかも「手書き」で。そう、日常的に使っているパソコンや携帯電話など、キーボードの世界からいったん離れ、一日一回、たった五分だけ、就寝前にその日の自分を振り返る時間を作るのです。

内容については、①失敗したこと、②うまくいったこと、③明日の目標……この三つのテーマで十分。それぞれ一行ずつ、短くコメントする習慣をつけましょう。

コツとしては、まず失敗したことから書くように心がけてください。「うまくいかなかったなあ」「いやだったなあ」と感じることを書いて、小さく反省するのです。ネガティブなことをわざわざ書くわけですから、一瞬つらい気持ちが湧いてきますが、書くことで「諦める力」が働き、不思議とやる気が出てきます。

失敗したことを書いたら、②のうまくいったこと、そして③の明日の目標もスラスラと書けます。しかも、ここでは希望が湧いてくるはず。わずか五分の習慣ですが、最後はほんのりとハッピーな気持ちで一日が締めくくれることでしょう。

私がこうした日記をつけるようになったのは、一五年ほど前、アイルランドで医師として働いていた時代に同僚の医師からすすめられたことがきっかけです。「なぜ失敗したことから書くのか？」と問うた私に、その医師は笑顔でこう答えました。

「最初に失敗から書くのは、医師としての謙虚さを失わないため。次にうまくいったことを書くのは、明日から頑張るぞという気持ちを失わないため」

③の「明日の目標」については、あとから私が付け足したものですが、この「三行日記」を続けるうえで大事なのは、頭を使って文章を考えるのではなく、頭に湧いてきた言葉をただ文字にするという点です。

書くことが苦手で、ストレスを覚える人もいると思います。しかし、一日五分、脳裏にスッと浮かんできたことを、たった三行書き留めていくだけ。この日記の目的は「頭を使わない練習」で、自分を客観視する習慣が身につくことに加え、脳のむくみ防止にもつながります。

なお、明日の目標については、前述した「五分早く起きる」といったような、簡単に達成できそうな小さな目標を書くことをすすめます。

まさに継続は力なり。気楽な気持ちで続けていくと、これも生活のリズムの一部になり、自律神経を整えていくためのツールに変化していきます。自分を客観視し、感情の起伏に苦しまないための練習帳として、ぜひお役立てください。

❖愛はむくみ解消の処方箋

ここで、「人を愛する」ことの意味についても考えてみましょう。

副交感神経の働きが高まり、自律神経のバランスが取れてくると、次第に他者に対する感謝の気持ちが芽生《めば》えてきます。「愛なんてわからない」という人がいますが、簡単にいえば、愛とは、お世話になった人への感謝や恩義の気持ちなのです。

自分の修業時代や下積みの時代に助けてくれた人、あるいは優しく接してくれた人のことを、どのくらい覚えているでしょうか？

キャリアを積み、仕事ができるようになっていくと、私たちは得てして、こうした昔の恩人の存在を忘れてしまいがちです。しかし、過去に助けてくれた人がいたからこそ、いまの自分がいるはずです。

「人を愛するということがよくわからない」という人は、これまでの人生を振り返り、恩を受けてきた人をリストアップしてみてください。名前を挙げ、顔を思い出すだけで、自然と感謝の気持ちが湧いてくるはずです。

家族や恋人に向かって「愛している」といえるのはとても幸せなことですが、こうした人たちの存在を思い出し、感謝の念が浮かんでくるだけでも、あなたのなかには十分な愛が芽生えて、心のこわばりがほぐれていくはず。実際、中国地方の有名な寺でも、これと同じ「修行《しゅぎょう》」を一般人向けに行っています。

感じるだけでは物足りないという人は、こうした人たちに手紙を書いたり、電話をして近況を伝えたりするのもいいでしょう。

私が見るかぎり、「むくみ知らずの生き方」を実践している人は、昔の人間関係をとても大事にしています。忙しいにもかかわらず、意外と筆まめで、お礼状を書くことも厭《いと》いません。私もそうした達人たちにならって、便箋《びんせん》、葉書、切手などを何種類もデスクの引き出しに忍ばせて、頻繁に活用しています。

また、彼らは両親をとても大切にしています。私自身、これまでたくさんの達人に出会ってきましたが、この点は不思議なくらい共通しているのです。記念日にプレゼントしたり、食事に招いたり、こまめに電話をしたり、一緒に旅行をしたり……いろいろな理由を作っては親孝行をしています。

そもそも親孝行こそ最高の愛といえるのではないでしょうか。なにしろ両親が存在しなければ、自分がこの世に生まれてくることもなかったのです。心に余裕ができ、人生を大局的にとらえられるようになると、理屈を超え、こうした血のつながりに関心が向いていくのかもしれません。

もちろん、誰かを好きになること、すなわち恋愛も、自律神経のレベルを高め、生きることの楽しさが実感できるかけがえのない経験です。

「きれいに変身する」「仕事のモチベーションがアップする」「いつまでも若々しく元気でいられる」「気持ちが明るくなる」……こうした恋愛の効用は、自律神経の活性化を抜きに語ることはできません。

恋愛がうまくいき、パートナーシップが築けるようになると、それだけで全身の血流がよくなり、細胞がイキイキと活動し始めます。恋愛に情熱を惜しまない生き方は、心のむくみを解消する強力な力になるでしょう。

❖「人生の師」を見つける方法

自らの生き方を磨き、人生を輝かせていくには、両親、伴侶、恋人だけでなく、「人生の師」とも呼べる存在も必要になってきます。

最近では、「メンター」と呼ばれることもありますが、どんな能力を持った、どんなタイプの師を選ぶかによって、その後の生き方が大きく変わっていきます。

師を探し求める際の決め手は人によって様々だと思いますが、最大のポイントとなるのは、やはり「憧《あこが》れ」でしょう。私たちは「こうなりたい」と思える人に憧れ、その人から大事な何かを学びとりたいと思うからです。

こうした憧れの存在に私たちが感じるのは、「ワクワク感」にほかなりません。

仕事でも趣味でも、対象は何でも構いません。接すると胸がワクワクするような人と出会えたら、すぐにでも「弟子入《でし》り」し、そのワクワク感を持続するようにしてください。弟子入りできない場合でも、相手が音楽家であればライブに通う、作家であれば作品に触れるなど、何らかの形で接点を持つことです。

その人の生き方、考え方、佇《たたず》まい、仕事ぶりなど、自分自身に取り込んでいけることはいくらでもあるでしょう。胸がワクワクするだけで血流がよくなり、むくんでいた心も徐々にポジティブに変わっていきます。

また、こうした「特別な存在」を持つことだけにとらわれず、「すべての人を師と見なす」発想も持つようにしてください。

「超一流」と呼ばれる人は、人生のあらゆる場面で、自分が学ぶべき対象を見出します。たとえ自分より年下であっても、社会的に無名であっても、場合によっては子供であっても、「これはすごいな」と思えたら、素直に学ぼうとします。

優れた人は謙虚でもあり、必要以上に自己主張することもありません。**謙虚さは心の落着きにつながり、交感神経の無用な興奮を抑えるのに役立ちます。**

こうした謙虚さがあれば、たとえ未熟であっても、周りにはよい人が集まり、様々な場面で助けてくれるはず。困ったときに助けてもらえる存在がいることも、人生を豊かなものにしてくれるでしょう。

自分に自信を持ち、自らの力で人生を切り開いていく気持ちは確かに大事です。でも、それ以上に人生の力となるのは他者の助けにほかなりません。周囲との調和を図り、学ぶべき師を見つけることも、「むくみ知らずの生き方」のカギといえるのです。

❖「失敗パターン」は五つしかない

最後に、私たちが必ずといっていいほど犯す失敗について。

人間は失敗をしながら何かを学ぶ存在といっても過言ではありません。そして私は、自らの経験もふまえながら、いつの頃からか「失敗には五つのパターンがある」と認識するようになりました。

①調子が悪い、②自信がない、③環境が悪い、④心に余裕がない、⑤想定外のことが起こる……失敗の原因は、煎《せん》じ詰《つ》めていくと、これしかありません。この五つの項目から何を学ぶことができるでしょうか？

①〜④の項目については、この本でお伝えしてきた内容をふまえれば、大方の対処はできるでしょう。むくみを取ることによって、どれも見通しがつくことばかりだからです。

問題となるのは、⑤の「想定外のこと」への対処です。想定範囲をいくら広げていっても、思いもよらないことは必ず起きます。そのたびに右往左往していたら自律神経のバランスどころではありません。

想定範囲を広げることに限界があるのだとしたら、どうしたらいいか？　あとは発想そのものを転換するしかありません。

そう、失敗することは当たり前、いや、「人は失敗をする生き物である」ということを常に意識することが、究極の対処法といえるのです。

面白いことに、「失敗する」ということを前提にして行動するようになると、かえって失敗する確率は減っていきます。

たとえば、私の知っている「スーパー」と形容詞がつく優れた外科医たちは、あらゆる失敗パターンを想定し、その準備を怠らないことで、次第に失敗を減らしていき、いつしか「神の手」と称されるような存在になっていきました。

失敗に対する事細かな備えができる感性を持ち合わせているからこそ、結果として失敗しない……そうして驚異的な成功率を誇るまでにキャリアを積み上げていくことができたのです。

とはいえ、そんな「神の手」と自分を比べる必要はありません。私などは「自分はうっかり物忘れする人間である」ということを常に自覚し、携帯電話を二個持ち歩くようにするなどして、「想定外の失敗」に備えるようにしています。

はたから見るとつまらないことのようですが、皆さん一人ひとりも、こうしたささいな「失敗パターン」を持っているはず。自分という存在をしっかり観察し、その長所も短所も受け止めるようにし、短所に対しては何らかの備えを持つべきなのです。

こうした姿勢を持つことができれば心がリラックスし、自律神経のバランスが整い、結果として楽観的に生きていくコツがつかみとれます。

失敗をしてもいいのです。ただ、自分はそんな失敗をする人間だと受け止めることができれば、同じ失敗はしなくなります。楽観的に生き、なおかつ成功する……そんな「むくみ知らずな生き方」が可能になっていくはずです。

この章のポイント

①大事なのは食事の内容ではなく食事のリズム——朝ごはんの習慣をつける。
②不運に見舞われたら、ただ心のなかで「誰のせいでもない」と唱える。
③これまでの人間関係を手放して初めて、新しい人間関係が生まれる。
④就寝前の「三行日記」が副交感神経を整えてくれる。
⑤恋愛がうまくいくと全身の血流がよくなり、心のむくみを解消する力になる。

あとがき——人生の「答え」はすべて腸が知っている

この本では、一般的にとらえられている「むくみ」の定義にとらわれず、もっと広い視野で「人がむくむとは、どういうことなのか？」について考えてみました。

私としても初めての試みだったわけですが、「生き方のむくみ」をキーワードにすることで、これまでにないメッセージがお伝えできたと思います。

不規則な生活のなかで生じたストレスにうまく対処できないと、体がむくんでしまい、生き方そのものもむくんでしまう……皆さんが気にしている手足や顔のむくみは、そうしたむくみの一部に過ぎないのです。

また、こうした「生き方のむくみ」の改善策として、腸とむくみの関係をクローズアップしたことも、この本の大事なメッセージになりました。

私たちの体は、それぞれの組織や器官がバラバラに働いているわけではなく、すべてが有機的につながり合いながら、一つの生命活動を営んでいます。

バラバラにとらえられがちな心と体の関係についても同様です。すべてが重なり合い、つながり合い、私という存在が成り立っている――こうした心と体の中心を脳ではなく腸に置くことで何が見えてくるか？　この点についても重要な提言ができたと思います。

この本で繰り返し説いてきたように、「人生を決めるのは脳が一割、腸が九割」なのです。脳ばかりに偏重してきたこれまでの医学や栄養学の常識を見直し、もっと生き物としての原点に還《かえ》った「人のあり方」を模索していきませんか？　そうした試みこそが、健康でなおかつ能力もフルに発揮できる、「超一流」の生き方につながっていくと思うのです。

腸の働きをクローズアップし、腸のむくみを解消する方法について説いてきたこともあり、全体的に食事の摂り方にまつわる話が多くなりましたが、そこで重視している点はほんのわずかです。

「こんなに簡単でいいの？」――一般的な食事健康法に比べると、ずいぶんとシンプルな内容であることに驚いた人が多いかもしれません。しかし、それは自律神経と腸のつながりがまだまだ十分に認識されていないからにほかなりません。

腸が自律神経の支配下にあるという事実さえ押さえておけば、生きることの極意は驚くくらいシンプルになっていきます。一般的に重視されている「どんな栄養を摂取するか？」よりも、「どんなリズムで食事をするか？」のほうが、健康に生きていくうえではずっと重要であることが、すんなり実感できるようになるでしょう。

こうしたシンプルな体調管理法を日常生活に取り入れ、まずはあなた自身が心身のリズムを取り戻してください。リズムを取り戻すことが、人生を楽しく生きる最大のカギです。そのリズムのなかで腸も動いていますし、リズムが失われることでむくみはじめ、それが心と体、そして脳へと波及していくのです。

こうした生命の全体的なつながりをぜひ体感し、そこで気づき感動したことを、自分自身の人生に還元してください。

この本で私がお伝えしたことは、単なる健康の話ではなく、もっと根本にある生命観につながっていくものです。私たちはいま、「脳」から「腸」へ大きな発想の転換を求められている、そんな時代に生きているのです。

読者の皆さんが「むくみ」の多い人生から脱け出し、自信に満ちた、輝いた人生を送れるようになることを心から願っています。

二〇一四年一二月

小林弘幸

小林弘幸

1960年、埼玉県に生まれる。順天堂大学医学部教授。日本体育協会公認スポーツドクター。1987年、順天堂大学医学部を卒業。1992年、順天堂大学大学院医学研究科博士課程を修了。ロンドン大学付属英国王立小児病院外科、トリニティ大学付属小児研究センター、アイルランド国立小児病院外科での勤務などを経て現職。日本初の便秘外来を開設し、腸のスペシャリストとして活躍。多くのトップアスリートや芸能人のコンディショニングやパフォーマンス向上に関わり、テレビの健康番組でのわかりやすい医学解説に定評がある。
著書にはベストセラーになった『なぜ、「これ」は健康にいいのか?』(サンマーク出版)、『自律神経を整える「あきらめる」健康法』(角川oneテーマ21)などがある。

講談社+α新書　681-1 B

人生《じんせい》を決《き》めるのは脳《のう》が1割《わり》、腸《ちょう》が9割《わり》!

「むくみ腸」を治せば仕事も恋愛もうまく行く

小林弘幸《こばやしひろゆき》

2014年12月22日第1刷発行

発行者――鈴木 哲

発行所――株式会社 講談社

東京都文京区音羽2-12-21 〒112-8001

電話 出版部(03)5395-3532

販売部(03)5395-5817

業務部(03)5395-3615

装画――秋山 孝

デザイン――鈴木成一デザイン室

本文組版――朝日メディアインターナショナル株式会社

カバー印刷――共同印刷株式会社

印刷――慶昌堂印刷株式会社

製本――牧製本印刷株式会社

定価はカバーに表示してあります。

落丁本・乱丁本は購入書店名を明記のうえ、小社業務部あてにお送りください。

送料は小社負担にてお取り替えします。

なお、この本の内容についてのお問い合わせは生活文化第三出版部あてにお願いいたします。

Printed in Japan

ISBN978-4-06-272880-5